Margot Hellmiß
Falk Scheithauer

W0068015

Gesundes Fasten

Sich wieder richtig wohl fühlen

Die erfolgreichsten Fastenkuren für mehr Gesundheit,
Vitalität und Ausgeglichenheit: Soft-Fasten, Kurz- und
Wochenprogramme

Na 9.32 Hellmi

Öffentl. Bücherei
Adolf-Kolping-Str. 4
53040 Meckenheim

Preis 9.95
Alter

Ausgeschieden
Öffentl. Bücherei

IK/SW Fasten
IK/SW Heilfasten
Buch-Nr. 0901 / 56.6/6 / 03

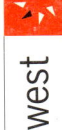

südwest

Inhalt

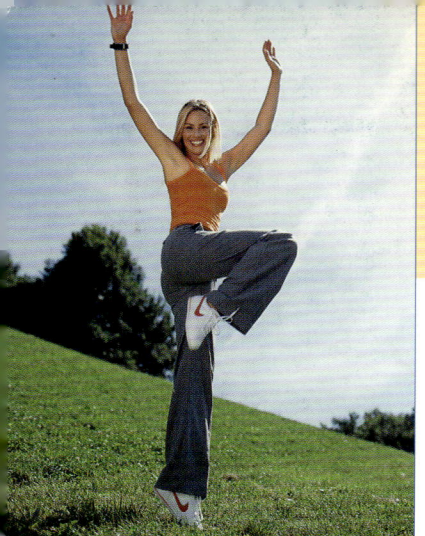

Mit Schwung geht alles besser. Auch das Fasten. Deswegen sollte Bewegung auf jeden Fall zu Ihrem Fastenprogramm gehören.

Vorbei sind die Zeiten der strengen Selbstkasteiung. Fasten heißt nicht, auf alles zu verzichten.

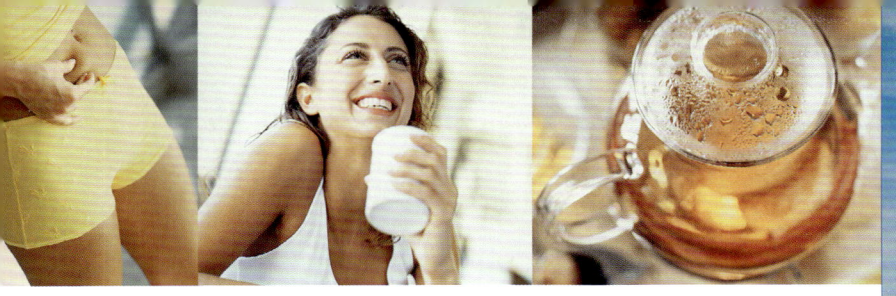

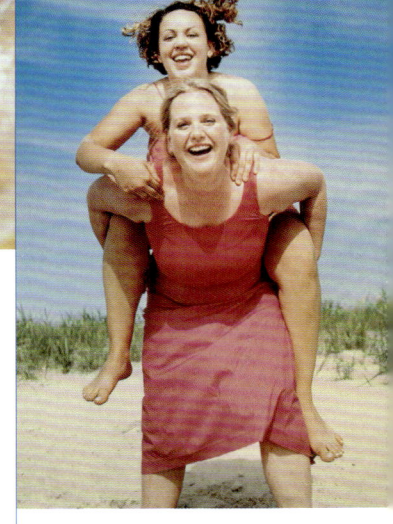

*Jeder Mensch und jeder Körper
hat unterschiedliche Bedürfnisse.
Deswegen eignet sich nicht für
jeden Typ auch dieselbe Form
des Fastens.*

Modernes Fasten ist sanftes Fasten

Fasten, wie es heute praktiziert wird, ist sanft und
wirkt trotzdem durchgrei-
fend. Es fällt leicht und
bringt viel. Es macht
gesund, schlank und
schön; überflüssige Pfun-
de bleiben auf der Strecke,
und der Körper wird
sichtbar straffer. Fasten
hat jedoch auch immer
eine seelisch-geistige
Komponente. Kaum
jemand hat am Ende einer
Fastenwoche nicht an
neuen Erkenntnissen hin-
zugewonnen.

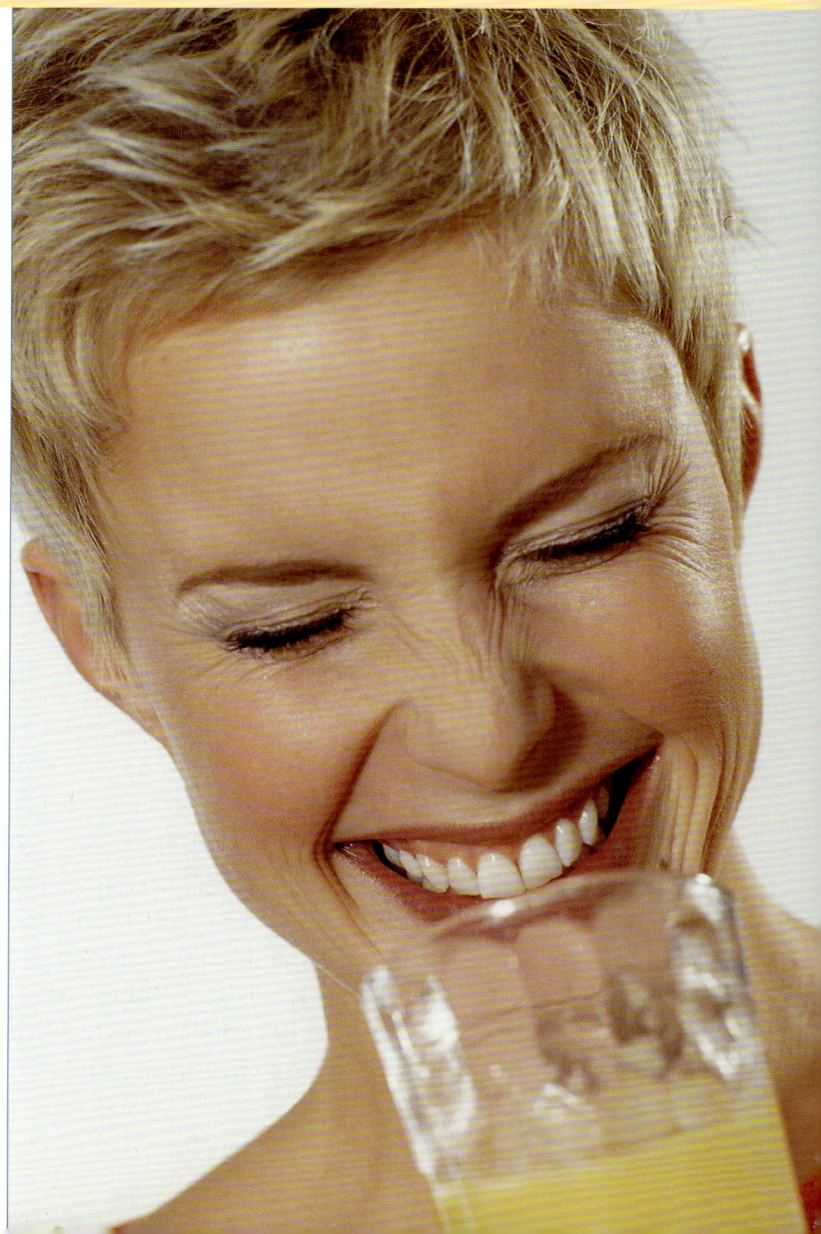

Soft-Fasten im Trend

Moderne Formen des Fastens, wie sie von Ärzten, Heilpraktikern, Fachpublikationen, Volkshochschulen und anderen Einrichtungen mehrheitlich empfohlen werden, haben nichts mehr mit den verstaubten Hungerkuren vergangener Epochen gemeinsam, bei denen außer Wasser nichts getrunken oder gegessen werden durfte – und das unter Umständen gleich über Wochen hinweg.

Die zeitgemäße Form des Fastens

Modernes Fasten ist Soft-Fasten, ein abgemildertes Fasten, das, was den Speisezettel anbelangt, auch als niederkalorische Diät bezeichnet werden kann. Beim Soft-Fasten darf man insgesamt viel trinken, man »isst« vitalstoffreiche Fastengetränke oder auch schonende Fastenspeisen, ergänzt zusätzlich mit Mineralstoffen und Vitaminen, Heilerde, Brottrunk und Milchzucker für die Darmflora u. a. m. So kann Fasten sogar richtig Spaß machen und auch von denjenigen praktiziert werden, die nicht gerade über eiserne Selbstdisziplin und unumstößliche Willensstärke verfügen.

Dabei ist das sanfte Fasten, wie die moderne Forschung zeigt, nicht nur wesentlich angenehmer als die radikalen Hungerkuren von einst, sondern vor allem auch gesünder. Gerade in Zeiten des Nahrungsverzichts braucht der Organismus reichlich Vitalstoffe, z. B. in Form von Obst- oder Gemüsesäften, um den sich einstellenden Fastenstoffwechsel optimal in Gang zu halten und keine Mangelzustände aufkommen zu lassen. Seit das Fasten auch wissenschaftlich untersucht wird, hat das strenge Wasserfasten mehr und mehr Zusätze wie Säfte, Brühen, Mineralstoffpräparate oder darmstimulierende Mittel erhalten, bis letztlich die heutigen Formen des Soft-Fastens erreicht wurden.

Auch die uralte Behandlungsmethode des Fastens ist natürlich Veränderungen unterworfen und wird den jeweils neuesten Erkenntnissen der Fastenmedizin angpasst.

In unserer heutigen Überflussgesellschaft kann man den Wert kleiner Dinge und Freuden durch das Fasten wieder besser begreifbar machen.

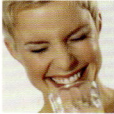

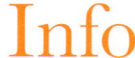

Fasten ist ein selbstverständlicher Bestandteil unseres Lebens. Tagsüber nehmen wir Nahrung auf, und nachts fasten wir. Der Körper braucht diese Zeit, damit der Stoffwechsel in Ruhe ablaufen kann.

Fasten ist ein Programm

Aktuelle Fastenkuren basieren nicht nur auf einer speziellen Ernährung, sondern sind immer eine Art Rundumprogramm für Körper, Geist und Seele. Mit der ausgewählten Verköstigung untrennbar verbunden ist ein sanftes Fitnesstraining sowie ein Erholungs- und Verwöhnprogramm mit Bädern, Körperpackungen, Massagen, Meditationen u. v. m. Die segensreichen Wirkungen einer Fastenkur beruhen auch auf bestimmten Darmreinigungsmaßnahmen, die heute fester Bestandteil jedes Fastenprogramms sind.

Eine reichhaltige Palette an Fastengetränken

Bei einer der bekanntesten Methoden des sanften Fastens, dem so genannten Buchinger-Fasten, wird auf feste Nahrung vollkommen verzichtet. Dafür sind aber flüssige Kalorien in Form von Fastengetränken erlaubt: Obst- und Gemüsesäfte, klare Gemüsebrühen und (mit Honig gesüßte) Tees. Hinzu kommt noch eine große Auswahl an nährstofffreiem Mineralwasser und ungesüßten Tees.

Weitere reine Trink-Fastenkuren sind z. B. das Rohsäftefasten nach Eugen Heun, das Fasten mit Gemüsesäften nach Rudolf Breuss oder das Molkefasten. Damit noch von Fasten gesprochen werden kann, ist darauf zu achten, dass täglich nicht mehr als etwa 300 flüssige Kilokalorien aufgenommen werden.

Beim Fasten speisen

Es gibt heutzutage eine ganze Reihe von Fastenformen, bei denen nicht nur Getränke, sondern auch Speisen erlaubt sind. Manch einer wird sich fragen, ob eine Fastenkur, bei der etwas gekaut werden darf, diese Bezeichnung eigentlich noch verdient. Durchaus, denn es wird nur energiearme Kost verzehrt, die darüber hinaus so ausgewählt wurde, dass sie die Verdauung nur in geringstem Maß belastet. 300, höchstens 400 Kilokalorien pro Tag sind auch hier das Maximum, was noch weit weniger ist als bei üblichen Reduktionsdiäten (1200 bis 1500 Kilokalorien). Außerdem werden durchweg nur einige wenige, meist pflanzliche Lebensmittel verzehrt (Monodiät), die dem Organismus eine Tiefenerholung erlauben, die mit einer eingeschränkten Mischkost nicht zu erreichen ist. Insofern ist das Fasten, auch wenn Fastenspeisen erlaubt sind, immer noch etwas anderes als eine Diät im herkömmlichen Sinn.

Für jeden Geschmack etwas anderes

Eine der klassischen Fastenspeisen sind Milch und Semmeln, wie sie bei der Kur nach F. X. Mayr verzehrt werden. Die Semmel ergibt, mit Milch vermischt und gut gekaut, einen flüssigen Brei, der bereits in den oberen Dünndarmabschnitten resorbiert wird. Unterer Dünndarm und Dickdarm werden praktisch nicht beansprucht. Aufgrund dieser Eigenart wird selbst feste Kost zur echten Fastenspeise. Dies gilt ebenfalls für Breie, Schleimsuppen oder pürierte Gemüsesuppen, die, in Maßen genossen und gut gekaut, nur ganz kurz in Magen und Darm verweilen.

Das Dreiergespann aus Fasten, Fitness und Entspannung bringt verblüffende Erfolge, schon nach einer Woche. Danach fühlt man sich wieder schön, schlank und voller Tatendrang.

Wo kommt der Begriff »Fasten« her?

Das Wort »Fasten« kommt von dem mittelhochdeutschen Wort »vaste« für »fest«. Denn wer fastet, muss an den Fastengeboten »festhalten«. Vom Fasten ist das Wort »Fastnacht« (mittelhochdeutsch »vastnaht«) abgeleitet. Damit ist im katholischen Kirchenjahr die Nacht vor der Fastenzeit gemeint, die mit dem Aschermittwoch beginnt und in früherer Zeit bis einschließlich Karsamstag dauerte. In den 40 Tagen vor Ostern musste man sich bestimmter Speisen (vor allem Fleisch) enthalten.

Wer einmal die segensreiche Wirkung des Fastens am eigenen Leib erfahren hat, wird immer wieder auf dieses Mittel zurückgreifen, um Körper und Geist zu reinigen und zu klären.

Unter den Begriff des Fastens fällt heute auch das Früchtefasten, bei dem bis zu zwei Pfund Obst am Tag gegessen werden dürfen. Fastenspeisen wie Säfte, Früchte oder Gemüsesuppen sind leicht verdaulich und haben gegenüber einer Nulldiät enorme Vorteile. Sie intensivieren die erwünschte Darmreinigung und liefern daneben lebenswichtige Vitalstoffe, Enzyme etc. Zudem wirken sie im Organismus basisch und neutralisieren so beim Fasten frei werdende Säuren.

Weil man während einer solchen Art von Fastenkur gezielt wenig verzehrt und nicht etwa überhaupt nichts, wird auch einer bewussten und maßvollen Ernährungs- und Essweise für die Nachfastenzeit bestens der Weg bereitet. Denn der wirkliche Gewinn von jeder Fastenkur und auch Diät erweist sich erst dann, wenn sich neu angelernte Verhaltensweisen später auch im Alltag bewähren. Andernfalls kann es passieren, dass die Waage schon bald nach der Kur mehr Kilos anzeigt als zuvor.

Fasten ist nicht hungern

Wie man am Speisezettel und an der Getränkekarte moderner Fastenkuren sieht, kann echter Hunger dabei eigentlich gar nicht aufkommen. Wer dennoch befürchtet, die knappe Verköstigung führt zu ständig knurrendem Magen, mag sich trösten: Während der Zeit des Nahrungsverzichts stellt sich im Organismus ein spezieller Fastenstoffwechsel ein, der für eine positive Befindlichkeit sorgt und quälende Mangelgefühle gar nicht erst aufkommen lässt. Dies kann man nicht nur am eigenen Leib verspüren, sondern es ist auch wissenschaftlich begründbar.

Kann der Organismus keine Energie aus der Nahrung beziehen, bedient er sich eben seiner Reserven. Für ein bis zwei Tage stehen ihm dazu Kohlenhydrate zur Verfügung, die in der Leber gespeichert sind. Es handelt sich dabei um Glykogen, einen stärkeähnlichen Mehrfachzucker, der zu Traubenzucker (Glukose) abgebaut wird, unserem eigentlichen Energielieferanten. Sind

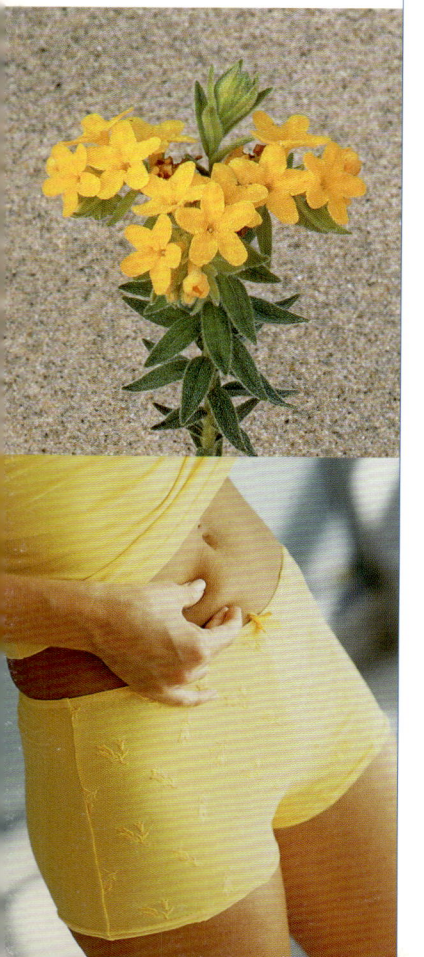

Bekommt der Körper nur wenig Nahrung zugeführt, werden entstehende Defizite durch körpereigene Reserven ausgeglichen.

die Sofortreserven erschöpft, wird die Energie aus den Langzeitspeichern bezogen. Das sind die Fettzellen, genauer gesagt die Fettsäuren, die dort für Notzeiten eingelagert sind. Sie werden zu Ketosäuren umgebaut, die die Funktion des Traubenzuckers im Blut übernehmen und die Körperzellen mit Brennstoff versorgen. Dieser Vorgang wird innere Ernährung genannt.

Die stillen Reserven

Bei den meisten Menschen reicht der Inhalt dieses Energiedepots wochenlang aus, um bei Kräften zu bleiben. Hinzu kommt, dass man während einer Fastenzeit weniger Energie als sonst benötigt und sich voller Elan fühlt, weil keine Kraft für Verdauung und Nahrungsverwertung aufgebracht werden muss. Das macht normalerweise immerhin ein Drittel unseres Energiebedarfs aus. Auch schlechte Stimmung kann nicht aufkommen, da, während die Verdauung auf Sparflamme geschaltet ist, die Ausschüttung der Glückshormone (Serotonin, Dopamin) auf Hochtouren läuft. Das geschieht besonders intensiv bei ausreichender Bewegung an der frischen Luft.

Freiwilligkeit entspannt

Wer hungert, möchte etwas essen, nur dass ihm keine Nahrung zur Verfügung steht. Er befindet sich in einer unfreiwilligen und, wenn länger andauernd, sogar lebensbedrohlichen Zwangslage. Der Entschluss zu fasten dagegen wird bewusst und freiwillig getroffen. Zudem ist die Dauer des Fastens begrenzt, das Ende der Nahrungsbeschränkung ist absehbar. Dies lässt innere Verkrampfungen oder archaische Ängste, die mit echten Hungerzeiten einhergehen könnten, nicht aufkommen.

Motivierend für die vorübergehende Verzichtsleistung sind meist auch die Gründe, warum man fastet. Sehr oft dient Fasten der persönlichen Gesundheitsvorsorge, der Gewichtskorrektur oder

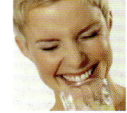

Info

Gicht, rheumatische Erkrankungen, Verdauungsstörungen und viele andere Leiden basieren u. a. auch auf Ernährungsfehlern. Gerade Menschen, die zu fett, zu süß, zu salzig, zu eiweißreich, zu schwer und insgesamt zu viel essen, sind davon betroffen. Eine Fastenkur kann da eine völlig neue Einstellung hervorrufen.

der Linderung chronischer Leiden, unterstützend zur ärztlichen Therapie. Das lässt den Nahrungsverzicht als sinnvolle Maßnahme erleben, an deren Ende eine Belohnung steht, wie beispielsweise die bessere gesundheitliche Konstitution.

Einstieg in eine gesündere Lebensführung

Aus medizinischer Sicht kann Fasten vor allem bewirken, dass krank machende Ernährungsgewohnheiten überdacht bzw. ein für alle Mal aufgegeben werden. Wer die wohltuende Wirkung des Fastens schon einmal am eigenen Leib verspürte, hat sich in der Folgezeit in aller Regel maßvoller und bewusster ernährt. Diese positive Wirkung des Fastens kann nicht hoch genug eingeschätzt werden. Denn die so genannten Wohlstandskrankheiten wie Übergewicht, Bluthochdruck oder Arterienverkalkung (Arteriosklerose), die zu Herzinfarkt oder Schlaganfall führen können, sind zum größten Teil auf eine falsche Ernährungsweise zurückzuführen.

Nicht nur die Erfahrung der Fastenden, dass man ohne weiteres Nein zum Essen sagen kann, trägt zu so einer Verhaltensänderung bei. Auch die Sensibilisierung gegenüber allem Fetten, Süßen, Salzigen oder ganz allgemein zu üppigem Essen wirkt in diese Richtung. Nach einer längeren Fastenzeit hat man in den darauf folgenden Tagen automatisch wenig Appetit und kann auf eine große Portion Braten mit Sahnesauce ganz leicht verzichten.

Nahrung für den Geist

Die Sensibilisierung, die sich beim Fasten einstellt, erstreckt sich aber nicht nur auf das Essen. Da während des Fastens keine Energie für die Verdauungsarbeit benötigt wird, hat man den Kopf frei für andere Dinge. Der eigene Körper wird deutlicher wahrgenommen, und auch das seelisch-geistige Erleben gewinnt

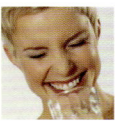

Info

Wiederholungsfaster legen besonderen Wert auf die geistig-seelische Dimension des Fastens. Sie gönnen sich praktisch eine Auszeit zum Auftanken, fasten, um wieder zu sich zu kommen. Dies tun sie bevorzugt nach körperlichen und geistigen Hochleistungen, auch, ehe sie lebensverändernde Entscheidungen in Angriff nehmen.

an Raum. Der Fastende wird sich seines Daseins und der Notwendigkeit gesund zu bleiben von neuem bewusst. So hat eine Fastenkur schon bei vielen bewirkt, dass sie zu einem vernünftigen Gebrauch von Genussmitteln zurückfanden oder eine träge, bewegungsarme Lebensweise überwinden konnten.

Spirituelles Fasten wird neu entdeckt

Während in den vergangenen Jahrzehnten gesundheitliche Aspekte des Fastens im Vordergrund standen, so wird dem Fasten neuerdings wieder vermehrt Bedeutung als Quelle spiritueller Erfahrung und Weg zur inneren Einkehr beigemessen. Mehr als ein Drittel der Fastenden geben diese Rückbesinnung auf sich selbst als Grund für ihre Entscheidung zu fasten an. Das Konsumdenken rückt in den Hintergrund, und körperlicher Ballast wird dabei abgebaut. Diese physische Erleichterung schafft sich aller Erfahrung nach auch eine geistige Entsprechung. In der Regel stellt sich ein Gefühl der Leichtigkeit ein, eine zuvor nur selten erlebte Klarheit der Gedanken und ein seelisches Hoch, was bei vielen Fastern zu einer regelrechten »Fasteneuphorie« führt.

Diese durch Fasten provozierte Tiefendimension des inneren Erlebens war den Religionsgründern wohl bekannt. Auch einer der Pioniere des therapeutischen Fastens, Dr. Otto Buchinger (1878–1966), wusste darum. Er schrieb in seinem 1935 erschienenen Hauptwerk »Heilfasten und seine Hilfsmethoden«: »Neben der stärkeren Sensibilisierung (Instinktverfeinerung) erfahren wir auch gelegentlich glatte Lösungen neurotischer Verkrustungen; der wahre Kern kommt heraus, es ist ein Zu-sich-selber-Kommen. Der innere Ruhepunkt, das Metazentrum, wird entdeckt, eben die innere Heimat.«

Immer mehr Anbieter von Fastenkursen und Seminaren fördern diese in jedem Menschen schlummernden spirituellen Erkenntnispotenziale. Den Fastenden wird heute beispielsweise

> Wer fastet, pickt sich die bekannt positiven Aspekte des Maßhaltens heraus, muss dabei aber nicht die Risiken in Kauf nehmen, die echter Hunger in sich birgt.

> Es heißt, dass beim Fasten »nicht nur der Hosenbund, sondern auch das Bewusstsein erweitert wird«.

auch von Reiseveranstaltern die Gelegenheit zu Kur und Kontemplation in einem dafür besonders geeigneten Umfeld geboten, wie es die Abgeschiedenheit eines Klosters, eine Mittelmeerinsel im Frühling oder eine von imposanten Dreitausendern umgebene Almhütte sein kann.

Fasten in der Geschichte

Auf Johannes Chrysostomos, den Patriarchen von Konstantinopel im 4. Jahrhundert n. Chr., geht die poetische wie tiefsinnige Beschreibung vom Fasten als »Nahrung für die Seele« zurück. Er schrieb der zeitweisen, freiwilligen Nahrungsenthaltung außerdem noch folgende Effekte zu: »Fasten zügelt die Unmäßigkeit der Sprache und schließt die Lippen, es zähmt die Wollust und besänftigt das cholerische Temperament. Es weckt das Urteil, macht den Körper geschmeidig, verjagt nächtliche Träumereien, heilt Kopfschmerz und stärkt die Augen.« Der arabische Prophet Mohammed (570–632) maß dem Nahrungsverzicht als Sieg des Geistes über den Leib noch höhere Bedeutung bei als dem Gebet. »Beten führt uns auf halbem Weg zu Gott, aber Fasten bringt uns schließlich an die Himmelstür«, wies er seinen Anhängern den Weg.

Beim religiösen Fasten wurde das Gebot des Nahrungsverzichts vormals noch sehr wörtlich genommen. Moses und Jesus sollen sich bekanntlich 40 Tage lang jeglicher Nahrungsaufnahme enthalten haben. Auch von den Pharaonen im Alten Ägypten sind strikte Fastenzeiten vor religiösen Zeremonien überliefert. Und von Buddha heißt es, dass er über längere Zeiträume nicht mehr aß als »ein Reiskorn täglich«.

Durch solches »Extremfasten« ist das Fasten als nahezu übermenschliche Verzichtsleistung in die Geschichtsbücher eingegangen. Dieses Bild vom Fasten widerspricht aber weitgehend den modernen, gesunden Fastenformen, die eigentlich jeder praktizieren kann.

Wer fastet ist nicht nur wegen seiner vollbrachten Leistung in Hochstimmung. Läuft die Verdauung auf Sparflamme, werden umso mehr Glückshormone produziert.

Fastenzeiten sind so alt wie die Menschheit. Bei allen Naturvölkern und in allen Religionen dient Fasten der Gesunderhaltung von Körper und Geist.

Das erwartet Sie beim Soft-Fasten

■ Ein eingeschränkter Speiseplan, der entweder nur aus flüssiger Nahrung oder aus wenigen pflanzlichen Lebensmitteln und Milchprodukten besteht.

■ Reichlich trinken, mindestens zwei bis drei Liter Flüssigkeit am Tag, bei starkem Übergewicht sogar bis zu fünf Liter. Erlaubt sind Tees, verdünnte Frucht- und Gemüsesäfte und mehr Wasser, als der Durst verlangt.

■ Weglassen von Genussmitteln wie Kaffee, Alkohol, Nikotin oder Süßigkeiten, ebenso von verzichtbaren Medikamenten wie Abführmitteln oder Appetitzüglern.

■ Die Förderung der Ausscheidungen: über den Darm (durch Bittersalz und Einläufe), über die Nieren (durch viel Trinken), über Lunge und Haut (durch aktive Bewegung und Schwitzen).

■ Viel Bewegung, um den Muskelabbau zu verhindern. Sehr beliebt sind derzeit Kurse, bei denen Fasten mit Wandern kombiniert wird, so genanntes Fastenwandern.

■ Die Loslösung von Alltag und Stress, indem man sich möglichst freimacht von beruflichen und familiären Verpflichtungen. Auch äußere Zerstreuungen wie Fernsehen oder Kino einmal zurückstellen und sich Stunden der Stille und Meditation gönnen.

■ Die richtige Balance zwischen körperlichen Aktivitäten und Ruhe finden. Wer müde ist, schläft sich aus, wer sich bewegen möchte, wandert, spielt Tennis, fährt Rad.

■ Eine seelische Hochstimmung, die aus einem Gefühl der Leichtigkeit entsteht, nicht zuletzt wegen der schmelzenden Pfunde.

Das erwartet Sie beim Soft-Fasten nicht

■ Hunger. Erfahrene Faster verspüren normalerweise überhaupt keinen Hunger. Bei Fastenneulingen hören leichte Hungergefühle schon mit dem ersten, spätestens aber ab dem zweiten Fastentag auf. Danach ist der Organismus auf die innere Ernährung umgestellt und lebt von körpereigenen Reserven.

■ Schlechte Laune. Fastende sind, besonders wenn sie sich regelmäßig an der frischen Luft bewegen, meistens in gehobener, ja geradezu euphorischer Stimmung. Natürlich gibt es aber auch hier »Krisentage«.

■ Ein Leistungstief infolge geringerer Kalorienzufuhr. Die körperliche Leistungsfähigkeit und das Denkvermögen sind beim Fasten normalerweise nicht eingeschränkt.

Fasten und Gesundheit

Für die meisten ist Fasten ein Mittel zur Gewichtsregulation und zur allgemeinen Gesundheitsvorsorge. Schlanker und widerstandsfähiger soll der Körper werden. Doch darüber hinaus ist Fasten auch eine Heilmethode, die mit Erfolg bei Erkrankungen des rheumatischen Formenkreises, Altersdiabetes, Verdauungsstörungen, behandelbarem Bluthochdruck, Migräne, Hautallergien und vielen anderen Beschwerden eingesetzt wird.

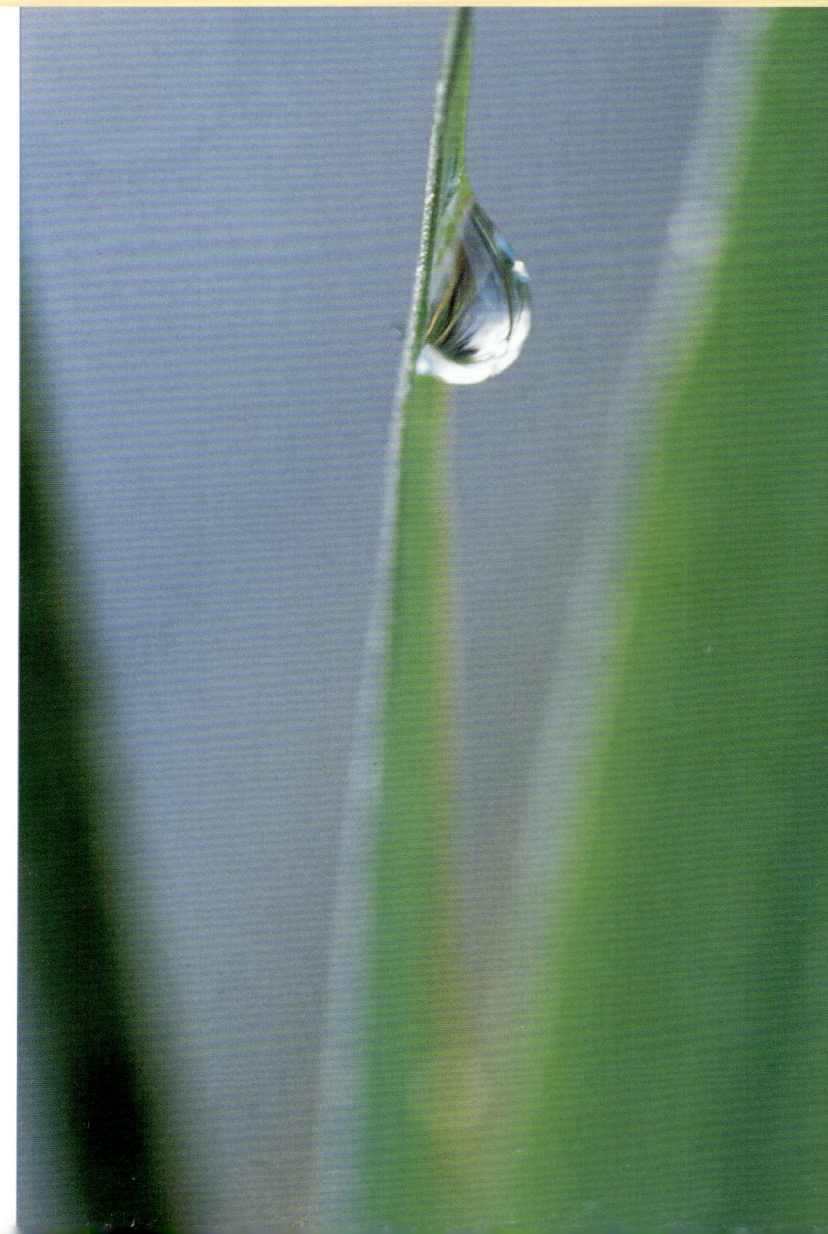

Die Ursprünge des heilenden Fastens

Die frühesten schriftlichen Zeugnisse über den Einsatz des Fastens als Heilmittel oder zur allgemeinen Gesundheitsvorsorge stammen aus dem antiken Griechenland. In den Philosophenschulen der Pythagoräer, Stoiker oder Neuplatoniker galt das Fasten stets als Mittel, um körperlich und geistig in Form zu bleiben.

Bekannt ist auch, dass die Spartaner immer wieder Fastenzeiten einhielten und ihre Körper von Jugend an hart trainierten, um besonders leistungsfähig zu sein.

Von alters her erprobt

Der weit gereiste griechische Schriftsteller Herodot berichtete schon im 5. Jahrhundert v. Chr., dass auch die alten Ägypter einmal im Monat fasteten, weil sie erkannt hatten, dass zu viel Nahrung schädlich ist. Schon der »Vater aller Ärzte« Hippokrates (460–375 v. Chr.), der Begründer moderner Heilmethodik, kurierte mit Fastenkuren alle möglichen Leiden, wobei galt: Je schwerer das Leiden, desto strenger wurde gefastet, desto länger dauerte die Kur, bei der nur Honigwasser als Getränk erlaubt war. Er sagte: »Eure Nahrung sei euer Heilmittel (Pharmakon), und euer Heilmittel sei eure Nahrung. Die vornehmste und wirkungsvollste Art aber, euren inneren Arzt wirken zu lassen, besteht im Weglassen aller Nahrung.«

Gautama Buddha (560–480 v. Chr.): »Wenn all mein Fleisch hinschwindet, immer heller die Seele wird, immer fester des Geistes Wachheit und Weisheit und Versenkung steht.«
Auf der Suche nach geistiger Erkenntnis soll der Begründer des Buddhismus sich sechs Jahre lang nur von Gräsern und Samen ernährt haben.

Hildegard von Bingen bis Johann Schroth

Im Mittelalter waren in unserem Kulturkreis vor allem die christlichen Klöster Hort des Fastengedankens. Die Äbtissin Hildegard von Bingen (1098–1179) empfahl das Fasten beispielsweise bei krank machenden Lastern wie der Schlemmerei oder der Bequemlichkeit. An dutzenden von Stellen ihres Werkes wird auf das Fasten verwiesen.

In den folgenden Jahrhunderten etablierte sich das Fasten dann auch außerhalb der Klostermauern als allseits beliebte ärztliche Therapie, wobei die messbaren Erfolge des Fastens gegenüber den geistig-religiösen Aspekten zunehmend in den Mittelpunkt des Interesses rückten.

Nach Aufzeichnungen des neapolitanischen Arztes Dr. Alfons Ferrus aus dem 18. Jahrhundert fiel phlegmatischen (trägen) Menschen das Fasten am leichtesten, Choleriker (reizbare, jähzornige Menschen) hingegen taten sich sehr viel schwerer damit. Um 1840 machte dann der schwedische Professor Jan Osbeck seine »Unterernährungskur« zur Heilung von Krankheiten populär, was den Weg für die moderne Beurteilung des Fastens bereitete. Er erhielt dafür Auszeichnungen von der schwedischen Regierung. In dieser Zeit wird auch der Name von Johann Schroth (1798–1855) populär, der mit seiner Schrothkur eine Vielzahl von Krankheiten und Beschwerden kurierte. Bei dieser Fastenkur wechseln Tage, an denen man altbackene Semmeln und Zwieback essen und wenig trinken darf (Trockentage) mit Tagen ab, an denen viel getrunken wird (Trinktage). Aus heutiger Sicht ist allerdings problematisch, dass Schroth bis zu einem Liter Wein pro Tag als Fastengetränk empfahl.

Die Wegbereiter moderner Fastenmethoden

Als Wegbereiter moderner Fastenmethoden gelten die beiden amerikanischen Ärzte Dr. Henry Tanner und Dr. Edward Hooker Dewey. Sie machten das Fasten in der zweiten Hälfte des 19. Jahrhunderts im angloamerikanischen Raum populär. Dr. Dewey aus Meadville/Pennsylvania suchte nach alternativen Behandlungsmethoden, die den ganzen Menschen in den Mittelpunkt stellten und nicht nur isolierte Symptome kurierten. Dabei

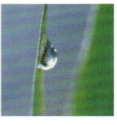

Tipp

Eine regelmäßige Fastenkur ist eine Generalüberholung für den gesamten Organismus, die zu einer Normalisierung sämtlicher Laborwerte führt. Vergleichen Sie sie jeweils vor und nach dem Fasten, das ist die beste Motivation für eine Wiederholung der Kur.

stieß er auf althergebrachte Fastenkuren. Er empfahl besonders das Morgenfasten bei leichtem Übergewicht und Stoffwechselstörungen. Hierbei besteht das Frühstück nur aus einem Glas verdünntem Obstsaft sowie einer Tasse Kaffee oder Tee. Dafür kann das Mittagessen als erste Mahlzeit des Tages um eine Stunde vorverlegt werden.

Eine neue Lebens(re)form – »zurück zur Natur«

In Europa schlossen sich, ebenfalls in der zweiten Hälfte des 19. Jahrhunderts, als Technisierung und Industrialisierung rasant voranschritten, viele Ärzte, Laienmediziner und Vereine einer Bewegung mit dem Namen »Lebensreform« an. Sie riefen dazu auf, zu einer naturgemäßen Lebensweise zurückzukehren. In diesem Sinn postulierten sie unbehandelte Lebensmittel von hohem Nährwert, einfache Kleidung sowie einen schlichten Lebensstil. Auch moralische Werte wie die Ehrfurcht vor dem Leben wollten sie stärker beachtet wissen.

Die Lebensreform mündete zum Ende des Jahrhunderts in die so genannte Reformbewegung. Daraus gingen die Reformhäuser sowie die darin angebotene Reformkost hervor, die bis heute einen wichtigen Wirtschaftsfaktor darstellen. Zu der Reformbewegung gehören so bekannte Namen wie Felke, Prießnitz, Just oder Pfarrer Kneipp, die allesamt auf natürliche Heilverfahren und das Fasten setzten.

Schlüsselfiguren der Reformbewegung

Die Reformbewegung lieferte vor allem zwei Medizinern wichtige Anregungen, die in der ersten Hälfte des 20. Jahrhunderts die bedeutendsten Protagonisten des therapeutischen Fastens werden sollten. Dr. Franz Xaver Mayr (1875–1965) und Dr. Otto Buchinger (1878–1966) waren mit die Ersten, die die Wirkung des Heilfastens wissenschaftlich untersuchten und dem Fasten als Methode der Ganzheitsmedizin unter ärztlichen Kol-

Pfarrer Kneipp verordnete neben seinen berühmten Wasseranwendungen beispielsweise das Fasten, wenn es Infektionskrankheiten zu behandeln galt.

Für F. X. Mayr war von entscheidender Bedeutung, wie der Organismus des Menschen die aufgenommene Nahrung verstoffwechselt. Hierauf basiert seine gesamte Kur- und Fastenmedizin.

legen Anerkennung verschafften. Erstmals gab es ärztlich überwachte Fastenbehandlungen in Kliniken und exakte Analysen der Fastenwirkungen.

Wenig essen, mehr Gesundheit

F. X. Mayr gewann bei seiner Tätigkeit in einem Feldlazarett im Ersten Weltkrieg die Einsicht, dass ein Mangel an Nahrung meist auch mit der Verringerung bestimmter gesundheitlicher Probleme einherging. Vor allem chronische Krankheiten wie Verdauungsstörungen, rheumatische Erkrankungen oder Migräne traten in den Mangelzeiten relativ selten auf. Auch nach dem Zweiten Weltkrieg musste in den Jahren der Lebensmittelknappheit die Diagnose Herzinfarkt oder Schlaganfall praktisch nicht gestellt werden. Erst mit reich gedeckten Tischen wurden die Zivilisationskrankheiten immer häufiger.

Kritik an den Rosskuren

Zu Beginn seiner Tätigkeit als Kurarzt setzte F. X. Mayr die Patienten oft wochenlang auf Nulldiät (nur kalorienfreie Tees und Wasser waren erlaubt), bis sich die jeweiligen Beschwerden besserten. Dann schickte er die Patienten ohne umständliche Nahrungsaufbauphase wieder nach Hause.

Schon bald kamen Zweifel am Wert dieser »Rosskuren« auf. Die Erfahrung lehrte, was langwierige Untersuchungen und wissenschaftliche Forschungsreihen bestätigten: Die Fastenwirkung war tief greifender, wenn man den Patienten eine geringe Menge an ausgewählten Fastengetränken bzw. Fastenspeisen verabreichte. Otto Buchinger kreierte das Fasten mit Säften, Tees und Gemüsebrühen, und bei F. X. Mayr fastete man schließlich mit Milch und Semmeln.

Neben der eingeschränkten Nahrungsaufnahme gehörten tägliche Darmreinigungsmaßnahmen sowie ein regelmäßiges Bewegungs- und Entspannungstraining zum kompletten Fastenpro-

Bei F. X. Mayr und anderen Fastenärzten seiner Zeit waren die ersten therapeutischen Fastenbehandlungen noch regelrechte Hungerkuren, wie man sie vom religiösen Fasten her kannte.

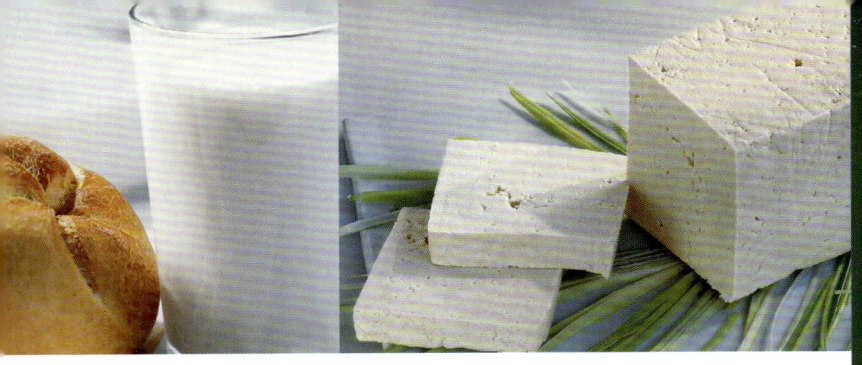
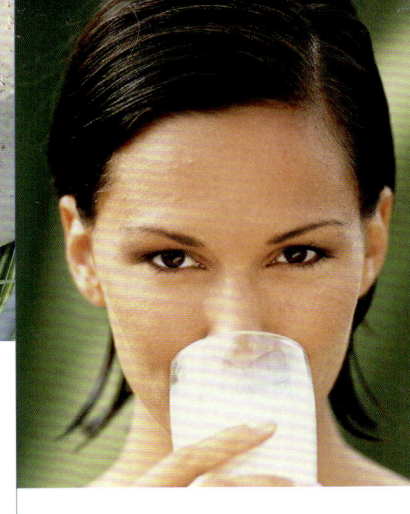

gramm. Als wichtig wurde auch erkannt, dass die Fastenzeit allmählich auszuklingen hat und nicht abrupt enden soll. Die
Grundidee des sanften Fastens war geboren, des Soft-Fastens,
wie es immer weiter entwickelt wurde und wie es heute alleror-
ten in seinen verschiedenen Variationen praktiziert wird.

*Beim Fasten nach der F.-X.-Mayr-
Kur ernährt sich der Kurende zuerst
von altbackenen Semmeln und
Milch. Später wird der Speiseplan
durch Eiweiß angereichert.*

Modifiziertes Fasten

Die jüngste Entwicklung beim Soft-Fasten stellt wiederum eine
Bereicherung des Speisezettels dar. Bei längeren Fastenkuren
wird heute in der Regel auch Eiweiß verabreicht. Bei der
Buchinger-Methode erhält man nach einigen strengen Fasten-
tagen zusätzlich zu Tees, Säften und Brühe zweimal täglich
Sauermilchprodukte wie Buttermilch, Joghurt oder Magerquark.
Bei Mayr-Kuren (Milch-Semmel-Fasten) sind es, zusätzlich zur
Kurmilch, morgens und mittags jeweils 30 Gramm magerer
Weichkäse, Tofu oder Mozzarella.

In der Medizin wird diese Art zu Fasten modifiziertes Fasten
genannt. Dabei schaltet der Organismus nicht so radikal auf
Sparflamme um, wie etwa beim reinen Saftfasten. Er sieht sich
in der Lage, großzügiger auf seine Reserven zurückzugreifen,
was Fettabbau und Entschlackung stärker vorantreibt. Außerdem beugen bereits 50 Gramm hochwertiges Eiweiß einem
Muskelabbau vor, der sich sonst bei längeren Fastenperioden
einstellen könnte. Modifiziertes Fasten lässt die Muskeln unan-
getastet, die Fettpolster hingegen schmelzen. Auch für die
Gedächtnisleistung ist die zusätzliche Nährstoffzufuhr positiv.

**Soft-Fasten fällt leicht und rei-
nigt den Organismus nachhalti-
ger von Schlacken und Giftstoffen als frühere Hungerkuren.**

Heilfasten heute

Moderne Heilfastenbehandlungen zählen zu den Naturheilverfahren und basieren auf überliefertem Erfahrungswissen. Daneben bedient man sich beim Heilfasten heute aber auch aller schulmedizinischen Möglichkeiten – u. a. im Bereich der Diagnostik, wo mittels Laborwerten, EKG (Elektrokardiografie), Ultraschall u. a. ein genaues Krankheitsbild erstellt wird. Sollen mit Hilfe des Fastens ernstere gesundheitliche Störungen oder ein erhebliches Übergewicht beseitigt werden, ist ärztliche Begleitung unabdingbar, am besten ist hier der Aufenthalt in einer Fastenklinik. Abgesehen von zehntägigen Kurkuren bleibt man dort normalerweise über einen Zeitraum von etwa drei bis vier Wochen.

Der Weg zur Fastenkur

Erster Ansprechpartner ist in der Regel ein Hausarzt, der mit Naturheilverfahren und dem Fasten vertraut ist. Er kann die Unterbringung in einer Fastenklinik befürworten und beantragen. Die Kassen erstatten die Kosten eines Fastenkuraufenthalts ganz- oder teilweise, wenn er als medizinisch notwendig erachtet wird. Dies ist normalerweise bei starkem Übergewicht, Polyarthritis oder Stoffwechselstörungen der Fall.

Auch eine einwöchige Kurkur, die zu Hause in eigener Regie durchgeführt wird, kann schon sanfte Heilwirkungen entfalten, z. B. bei häufigen Spannungskopfschmerzen, Gastritis, Sodbrennen, unspezifischen Verdauungsstörungen oder Gelenkschmerzen. Trotzdem sollte auch in solchen Fällen vor dem Fasten ärztlicher Rat eingeholt werden.

Die Selbstheilungskräfte aktivieren

Fasten wird als Naturheilverfahren bezeichnet, weil beim Fasten die natürlichen Selbstheilungskräfte des menschlichen Organismus angeregt bzw. wiederhergestellt werden. Der deutsche

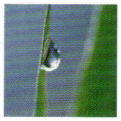

Tipp

In einer Fastenklinik wird man rundum medizinisch betreut, es gibt darüber hinaus ein reichhaltiges Angebot an kurbegleitenden Maßnahmen, wie z. B. Wanderungen, Yoga, Qi Gong oder thematisch interessante Vorträge. Die Erfahrung hat gezeigt, dass die Gesellschaft Gleichgesinnter beim Fasten nur von Nutzen ist. Außerdem hat man einmal Abstand zu beruflichen oder privaten Problemen und dadurch die Gelegenheit, richtig abzuschalten.

Mediziner Paracelsus (1493–1541), der als Pionier der modernen Heilkunde gilt, sprach in diesem Fall vom Aktivieren des inneren Arztes oder der heilenden Natur.

Eines der besten Beispiele, wie sich der Körper mit Hilfe des Fastens sozusagen von selbst, also ohne bewusstes Zutun, heilt, ist eine fiebrige Erkältung. Wer mit Husten und Schnupfen im Bett liegt, verweigert instinktiv jede feste Nahrung und möchte nur trinken. Ohne energieraubende Verdauungsarbeit leisten zu müssen, fällt es dem Körper leichter, sich zu erholen und wieder gesund zu werden.

Die Risiken für Herz-Kreislauf-Erkrankungen senken

Fastenkuren üben einen äußerst günstigen Einfluss auf unser Gefäßsystem aus. Sie vermindern die Gefahr, arteriosklerotische Gefäßverengungen zu bekommen und damit das Risiko für Herzinfarkt und Schlaganfall. Gefäßverengungen, so weiß man heute, haben verschiedene Ursachen, vor allem Rauchen, Bewegungsmangel, Dauerstress oder eine fettreiche Ernährung, die zu überhöhten Cholesterin- und Blutfettwerten führt. Letztere werden vom Fasten ganz unmittelbar beeinflusst, wie man anhand von Laborwerten deutlich erkennen kann. Fasten senkt den Gesamtcholesterinwert, den LDL-Cholesterinwert und die Triglyzeridwerte (Neutralfette). Dafür erhöht sich der Wert des »guten« HDL-Cholesterins, das für den notwendigen Abtransport von Cholesterin zur Leber verantwortlich ist.

Gefährliche Plaquebildung

LDL-Werte über 190 mg/dl stellen laut Studien ein 100fach höheres Herzinfarktrisiko dar als Werte unter 120 mg/dl. Die LDL-Partikel in unserem Blut können unter bestimmten

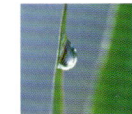

Info

Beim Fasten werden Ablagerungen in den Blutbahnen, dem Fettgewebe und den Gelenken zur Energiegewinnung genutzt. Nicht Verwertbares scheidet der Körper aus.

»Natura sanat, medicus curat!« (Die Natur heilt, der Arzt hilft ihr dabei), lautete der Leitsatz des Mediziners Paracelsus.

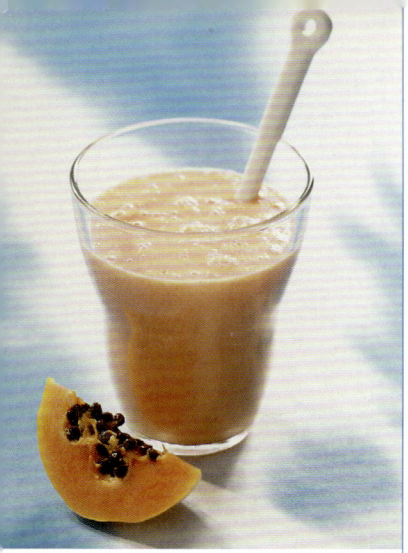

Gesunde Fruchtshakes füllen die Vitamin- und Mineralstoffdepots des Organismus für Zeiten außergewöhnlicher Anstrengung oder Belastung.

Auch aus Eiweißreserven kann während des Fastens Energie gewonnen werden. Die für die Umwandlung erforderlichen Stoffe entstehen bei körperlicher Bewegung.

Umständen oxidieren, d. h. von freien Sauerstoffradikalen beschädigt werden. Das ist immer dann der Fall, wenn sich LDL-Partikel in Mikroverletzungen der Arterienwand verfangen. Dort sind sie einem Angriff der Radikale schutzlos ausgeliefert und müssen von Riesenfresszellen (Makrophagen) entsorgt werden. Diese Schutzpolizisten im Blut neigen dazu, sich an den fettigen LDL-Teilchen bildlich gesprochen zu überfressen und sich dann zu Schaumzellen aufzublähen. Es entstehen fettige Ablagerungen, die im Verbund mit Blutplättchen und wuchernden Zellen an der Arterienwand fibröse Plaques bilden, narbenähnliche Erscheinungen, die unter weiteren Einlagerungen von Fett und Kalzium das Blutgefäß mit der Zeit verengen und damit den Durchfluss des Bluts behindern. Im schlimmsten Fall kommt es zum Infarkt des Gefäßes, dem vollständigen Verschluss.

Fasten hält die Gefäße intakt

Während des Fastens, wenn dem Körper also kaum Nährstoffe von außen zugeführt werden, wird im Organismus alles und jedes verwertet, was der Energiegewinnung dienen könnte. Dazu zählen nicht nur im Blut kursierende Restnährstoffe, sondern auch fettige Ablagerungen an den Gefäßwänden, sofern sie noch nicht von Kalziumeinlagerungen verhärtet sind. Hinzu kommt, dass durch den Wegfall von cholesterin- und fetthaltiger Kost der LDL-Spiegel sinkt und infolge des reduzierten Stoffwechselgeschehens auch weniger freie Radikale als sonst auftreten. Beides verringert die Gefahr, dass sich die gesundheitsschädlichen Ablagerungen einstellen.

Der weitgehende Verzicht auf Eiweiß wiederum reduziert das Risiko, dass sich Mikroverletzungen an den Innenwänden der Arterien bilden, dem Ausgangspunkt der Verkalkungen. Ein Abbauprodukt aus dem Eiweißstoffwechsel namens Homozystein ist nämlich einer der Verursacher solcher kleinsten Verletzungen. Eine andere Ursache kann zu hoher Blutdruck sein, der generell eine sehr ernst zu nehmende Belastung für die Gefäßgesundheit darstellt. Die Erleichterung, die eine Fastenkur dem Gefäßsystem verschafft, spüren nicht zuletzt Patienten mit Angina pectoris oder solche mit arteriosklerotischen Schmerzen im Bewegungsapparat. Sie können eine deutliche Linderung ihrer Beschwerden durch das Heilfasten erwarten. Im Fall einer Angina pectoris darf allerdings nur dann gefastet werden, wenn ihr lediglich leichtgradige Funktionsstörungen der Herzkranzgefäße zugrunde liegen, und auf keinen Fall im fortgeschrittenen Stadium.

Erhöhter Blutdruck spricht erfahrungsgemäß ausgesprochen gut auf eine Fastenkur an.

Bluthochdruck korrigieren

Fasten ist eine natürliche biologische Methode, um zu hohen Blutdruck (essenzielle Hypertonie) zu regulieren. Nach Expertenmeinung geht diese Wirkung auf die vegetative Umstellung im Organismus, die veränderte Hormonsituation im Wasserhaushalt und die reichliche Kochsalzausschwemmung zurück, die während des Fastens erzielt wird. Die Gefäße entspannen

Erwünschte Blutfettwerte

- Gesamtcholesterin   < 200 mg/dl
- Triglyzeride   < 170 mg/dl
- LDL-Cholesterin   < 150 mg/dl
- HDL-Cholesterin   > 40 mg/dl

LDL, »Low density lipoproteins« (Fetteiweißkörper von geringer Dichte), enthalten 47 Prozent Cholesterin.

HDL, »High density lipoproteins« (Fetteiweißkörper von hoher Dichte) enthalten 18 Prozent Cholesterin.

Eine Fastenkur oder besser noch alljährliche Fastenzeiten halten unser Gefäßsystem, unsere Arterien, Venen und den Blutfluss in Schwung und schaffen damit ein dauerhaftes Fundament für Gesundheit und ein langes Leben.

sich, und der Blutdruck sinkt. Unterstützend wirken ein Bewegungstraining und Entspannungstechniken wie autogenes Training, Muskelentspannung nach Jacobson, Meditationen, Yoga oder Qi Gong.

Innerhalb von zehn Fastentagen sind Blutdrucksenkungen von z. B. (systolisch) 220 auf 140 und von (diastolisch) 120 auf 90 zu erwarten. Bei weniger Fastentagen fällt die Senkung entsprechend geringer aus. Wer bereits Beta-Blocker zur Blutdrucksenkung einnimmt, muss vor dem Fasten den Arzt befragen, inwieweit die Medikamente während des Fastens Schritt für Schritt abgesetzt werden können, was in Fastenkliniken unter laufenden Blutdruckkontrollen normalerweise gemacht wird.

Normale Blutdruckwerte

Für 30- bis 40-Jährige:
140 systolisch / 80 diastolisch

Für 60-Jährige:
140 systolisch / 90 diastolisch

in mmHg (Millimeter Quecksilbersäule) =
Einheit zur Messung des Drucks

Hilfe für Diabetiker

Eine Zuckerkrankheit kann von Jugend an bestehen (Diabetes mellitus Typ 1) und z. B. auf Störungen im Immunsystem zurückgehen. Für solche Fälle stellt das Fasten keine Heilindikation dar, kann aber wegen der allgemein gesundheitsfördernden Wirkung von Nutzen sein. Das Spritzen von Insulin lässt sich in der Zeit des Nahrungsverzichts reduzieren, Übergewicht wird abgebaut und das Gefäßsystem entlastet. Zu beachten ist jedoch, dass in solchen Fällen der Zuckerkrankheit nur unter ärztlicher Aufsicht gefastet werden darf.

Zwischen dem Heilfasten und dem Fasten für gesunde Menschen gibt es einige Unterschiede. Das Heilfasten erfolgt unter ärztlicher Aufsicht und über mehrere Wochen hinweg.

Fasten trotz Diabetes mellitus

Eine echte Therapie stellt das Fasten hingegen beim so genannten Alterszucker (Diabetes mellitus Typ 2) dar. Hier sind erhöhte Blutzuckerwerte im fortgeschrittenen Alter – abgesehen von einer genetischen Disposition – das Ergebnis von Bewegungsmangel, Übergewicht, Missbrauch von Alkohol oder zu üppigen Ernährungsgewohnheiten. Die Körperzellen benötigen wesentlich weniger Zucker, als ihnen geboten wird, und verweigern sozusagen dessen Annahme. Das lässt den Zuckerspiegel im Blut steigen und die Bauchspeicheldrüse vermehrt Insulin ausschütten, das normalerweise dafür sorgt, den Zucker in die Körperzellen zu schleusen. Da die Zellen aber nicht mehr aufnahmebereit sind, erhöht sich auch der Insulinspiegel im Blut. Dies wiederum lässt den Blutdruck steigen, führt zur Bildung neuer Fettzellen und zu Übergewicht, erhöht die Blutfettwerte und das Risiko für Arterienverengungen.

In der Medizin nennt man diesen Wirkungskomplex zusammenfassend das metabolische Syndrom. Durch das Fasten lassen sich die Blutzucker- und Insulinwerte senken, und somit wird dem metabolischen Syndrom der Nährboden entzogen. Binnen zehn Fastentagen verringern sich Blutzuckerwerte von beispielsweise 170 mg/dl auf erwünschte 90 mg/dl.

Auch in schweren Fällen gesundheitsfördernd

Auch wenn der Altersdiabetes bereits so weit fortgeschritten ist, dass die körpereigene Insulinproduktion aufgrund einer permanenten Überforderung versagt und Insulin von außen zugeführt werden muss, können mit dem Fasten noch gute Erfolge verzeichnet werden. In Fastenkliniken werden in solchen Fällen Insulingaben und Blutzucker senkende Mittel langsam abgesetzt und sind nach dem Fasten nur noch in geringerer Dosis nötig.

Wer sich nach dem Fasten an die ärztlich empfohlenen Regeln zur Lebensmittelauswahl hält und regelmäßig eine Ausdauersportart (Jogging, Walking, Radfahren, Schwimmen) betreibt, hat gute Chancen, vom Alterszucker befreit zu werden. Dem Fasten sollte bei Diabetes mellitus Typ 2 immer eine ärztliche Beratung vorausgehen.

Info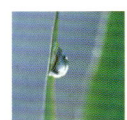

Alterszucker oder Diabetes mellitus Typ 2 beginnt häufig erst im fortgeschrittenen Alter und ist in der Regel die Folge eines jahrelangen maßlosen Lebensstils hinsichtlich der Ernährung. Die Patienten sind meist übergewichtig, und eine konsequente Umstellung der Ernährung in Verbindung mit mehr Bewegung kann schon eine Besserung bewirken.

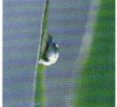

Info

Entzündungshemmende Medikamente sollte man auch beim Fasten auf keinen Fall von einem Tag auf den anderen weglassen. Grundsätzlich gilt: Wer regelmäßig Medikamente einnimmt, sollte vor dem Fasten auf jeden Fall mit einem Arzt sprechen.

Rheumatische Beschwerden abfasten

Rheumatische Erkrankungen gehören zum klassischen Einsatzgebiet des Heilfastens. Die Erfolge, die bei Arthritis (Gelenkentzündung), Arthrose (Gelenkabnutzung) oder Weichteilrheumatismus erzielt werden, sind erstaunlich. Schon wenige Fastentage verschaffen spürbare Linderung. Die Gelenke schwellen ab, Muskeln entspannen sich, und die Schmerzen gehen zurück. Für eine durchgreifende Besserung bei Gelenk- und Wirbelsäulenbeschwerden sind jedoch längere Kurzeiten von drei Wochen nötig. Dies hängt mit dem langsamen Stoffwechselgeschehen zusammen, das sich in Knorpelmasse, Bandscheiben oder Bändern vollzieht. Mangels direkter Verbindung zu den Blutgefäßen dauert es etwas, diese Körperteile mit Nährstoffen zu versorgen bzw. sie von Abbauprodukten zu befreien.

Durch richtige Ernährung Entzündungen vermeiden

Von ausschlaggebender Bedeutung für die wohltuende Wirkung des Fastens bei entzündlichen rheumatischen Beschwerden ist die Senkung des Arachidonsäurespiegels im Organismus. Arachidonsäure ist eine ungesättigte Fettsäure, die direkt mit der Nahrung aufgenommen oder aus fetthaltigen Nahrungsbestandteilen synthetisiert wird. Stammt sie aus tierischen Lebensmitteln (mit Ausnahme von Fisch), dient sie dem Organismus als Ausgangsstoff für bestimmte Prostaglandine, Gewebehormone, die entzündliche Prozesse fördern. Da die Prostaglandine im Organismus nicht gespeichert werden, wirkt der Nahrungsentzug unmittelbar entzündungsmindernd.

Hinzu kommt, dass beim Fasten die körpereigene Bildung von Kortisol zunimmt. Das kommt fast einer Kortisonspritze gleich, die abschwellend und antientzündlich wirkt. Entzündungshemmende Rheumamedikamente können deshalb während einer Fastenkur in der Regel Schritt für Schritt abgesetzt oder wenigstens stark reduziert werden.

Sonderfall Gicht

■ Auch die Gicht, bei der eine vermehrte Ablagerung von Harnsäurekristallen in den Gelenken zu Schmerzen (Gichtanfall) führt, gehört zu den rheumatischen Erkrankungen. Davon Betroffene können ebenfalls mit Gewinn fasten: Die Harnsäurekonzentration im Organismus geht zurück, Ablagerungen werden der Ausscheidung zugeführt.

■ Gichtpatienten müssen allerdings einige Regeln beachten, wenn sie sich einer Fastenkur unterziehen. Sie müssen besonders viel trinken, um die Harnsäureausscheidung kräftig zu unterstützen. Während des Fastens kommt es nämlich zu einem vorübergehenden Anstieg der Harnsäurewerte. Beim Abbau von eiweißhaltigen Körperzellen entsteht zusätzliche Harnsäure, und bei der Ausscheidung der Harnsäure über die Nieren können Engpässe auftreten, weil der allgemeine Abbau von Fettsäuren ebenfalls eine verstärkte Säureausscheidung nötig macht.

■ Die Verabreichung eines Basenpulvers kann helfen, die Säuren abzupuffern. Bei hohen Ausgangswerten der Harnsäurekonzentration kann aber auch die Einnahme von Medikamenten wie Allopurinol notwendig sein. Der Rat des Arztes ist hier in jedem Fall unverzichtbar!

■ Grundsätzlich gilt für alle Gichtpatienten, dass purinhaltige Lebensmittel wie Innereien und Fleisch zu meiden sind. Dies gilt natürlich auch für Alkohol, der die Harnsäureausscheidung behindert. In Zeiten oder Gegenden, in denen solche Lebensmittel Mangelware sind, treten Gichterkrankungen nur äußerst selten auf.

Nicht bei jedem, bei dem die Neigung zur Entwicklung von Gicht erblich bedingt ist, bricht die Krankheit auch zwingend aus. In Notzeiten, in denen Lebensmittel knapp und vor allem Eiweiß nur schwer zu bekommen ist, kann man einen Rückgang der Gichterkrankungen beobachten. Ein entsprechender Lebensstil hilft also auch dabei, Gichterkrankungen zu vermeiden.

Kopfschmerzen und Migräne mit Fasten behandeln

Bei einer klinischen Studie mit über 400 Migränepatienten genügten schon wenige Fastentage, um 87 Prozent der Betroffenen vorübergehend beschwerdefrei zu machen. Nach zwei- bis dreiwöchigen Fastenzeiten bekamen 94 Prozent wenigstens ein halbes Jahr lang und 25 Prozent wenigstens ein Jahr lang keinen neuerlichen Migräneanfall. Mehrmaliges Fasten, beispielsweise immer im Frühjahr, kann die Beschwerden erfahrungsgemäß sogar auf Dauer beseitigen.

Kopf und Körper entlasten

Diese Wirkung des Fastens, die nicht nur bei echter Migräne, sondern mehr noch bei Spannungskopfschmerzen zu verzeichnen ist, lässt sich mehrfach begründen. Häufig scheinen Kopfschmerzen eine Art allergische Reaktion auf bestimmte Nahrungsmittel zu sein. So können z. B. Schokolade, Rotwein, Käse oder Wurst einen Migräneanfall auslösen. Da stellt das Fasten eine wohltuende Zeit der Entlastung dar.

Häufig leiden Migränepatienten gleichzeitig an Verdauungsstörungen. Die darmreinigende Wirkung des Fastens schafft Erleichterung. Aus Erfahrung weiß man auch, dass Einläufe oder eine Colon-Hydro-Therapie bei Kopfschmerzen helfen, die im Rahmen so genannter Heilkrisen während des Fastens auftreten können. Das verdeutlicht noch den unmittelbaren Zusammenhang zwischen Verdauung und Kopfschmerz.

Für eine gesunde Verdauung sorgen

Die Verdauungsorgane, die bei vielen Menschen durch zu reichhaltige Mahlzeiten überstrapaziert sind, können sich während des Fastens einmal rundherum erholen und durchgreifend rege-

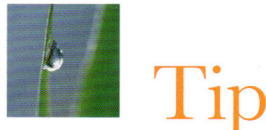

Tipp

Wer regelmäßig von starken Kopfschmerzen geplagt wird, sollte sich vor dem Fasten zur Sicherheit erst einmal neurologisch untersuchen lassen oder die Halswirbelsäule einer orthopädischen Begutachtung unterziehen. Nicht zuletzt gehen Kopfschmerzen häufig auf eine erhöhte Stressbelastung zurück. Fastenbegleitende Entspannungsmethoden tun hier ein Übriges.

nerieren. Entzündungen der Magen- oder Darmschleimhaut klingen ab, Sodbrennen, Blähungen oder Völlegefühle verschwinden, unspezifische Durchfälle hören auf, und chronische Verstopfungen lösen sich. Sofern nach dem Fasten auf eine ballaststoffreiche Ernährung und ausreichend Bewegung geachtet wird, können sich selbst nach jahrelangem Abführmittelgebrauch wieder gesunde Darmverhältnisse einstellen.

Leber und Gallenblase erholen sich

Auch die Leber, die von fettreicher Kost oder zu viel Alkohol übermäßig Fett abgespeichert haben kann (Fettleber), regeneriert sich durch das Fasten, sofern noch keine Leberzirrhose eingetreten ist. Erhöhte Leberwerte von z. B. 65 (γ-GT in U/l) verringern sich durch eine Fastenwoche auf Werte um 40, und nach 14 Fastentagen auf Werte unter 25. Die Arbeit der Gallenblase wiederum, die von der Leber gebildete Gallenflüssigkeit an den Dünndarm abgibt, kann durch das Fasten verbessert werden. Die muskulären Bewegungen der Gallenwege normalisieren sich, mögliche Entzündungen werden gemildert, und in manchen Fällen können sich sogar kleinere Gallensteine lösen.

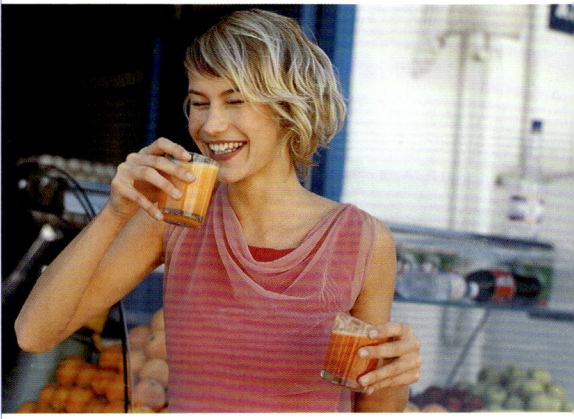

Wer von Haus aus viel trinkt, entschlackt und entgiftet seinen Körper auf ganz natürliche Weise.

Wie groß ist der Gewichtsverlust?

Fastenmediziner betonen immer wieder, dass das Abnehmen nicht Hauptzweck des Fastens sein sollte, sieht man einmal von Fällen starken Übergewichts ab. Fasten ist eine ganzheitliche, den gesamten Menschen ergreifende Behandlungsmethode, bei der das Abnehmen lediglich als angenehme Begleiterscheinung zu verzeichnen ist. Dennoch interessiert natürlich die meisten, wie viele Pfunde beim Fasten auf der Strecke bleiben.

Während der ersten zwei bis drei Fastentage verliert der Körper durch Darmreinigungsmaßnahmen und Entwässerung am meisten Gewicht.

Der Erfolg ist nicht von Dauer

Grundsätzlich gilt: Je länger man fastet, desto mehr Gewicht verliert man. Allerdings trifft dies nur für die Summe der Gewichtsabnahme der gesamten Fastenzeit zu und nicht für die einzelnen Tage. Es hat sich gezeigt, dass immer weniger Pfunde pro Tag schwinden, je länger man fastet. Am meisten nimmt man in den ersten beiden Tagen ab, wobei dieser Gewichtsverlust, der mehr als ein Kilogramm täglich betragen kann, nur zu einem gewissen Prozentsatz echtes Abnehmen ist. Ein Großteil davon geht auf die Darmentleerung und die breit angelegte Entwässerung im Körper zurück, ein Effekt, der sich nach dem Fasten rasch wieder aufhebt.

Im weiteren Verlauf einer Fastenkur kann man dann davon ausgehen, dass, bei täglicher Aufnahme von etwa 300 Kilokalorien in Form von Obstsaft, etwas Honig und Gemüsebrühe, Männer im Durchschnitt etwa 400 Gramm, Frauen etwa 300 Gramm am Tag abnehmen. Bei längeren Fastenkuren gibt es gelegentlich aber auch einzelne Tage, an denen das Gewicht annähernd konstant bleibt.

Fünf Prozent Überflüssiges

Der Körper verwertet beim Abbau der Energiereserven immer zuerst minderwertiges Zellmaterial. Auf diese Weise kommt es beim Fasten zu einer Durchlüftung des Organismus, wobei kranke, überalterte oder überflüssige Zellen bevorzugt abgebaut werden. Dazu zählen auch so genannte Vorläuferzellen, aus denen sich zerstörerische Krebszellen entwickeln können, wie auf einem Symposium für experimentelle Krebsforschung in Heidelberg festgestellt wurde. Reduziert man ihre Zahl durch Fasten, verringert man das Risiko, an Krebs zu erkranken, deutlich. Zumindest im Tierversuch ist dies bewiesen worden. Nach Meinung von Zellbiologen sind selbst bei gesunden Normalgewichtigen etwa fünf Prozent des Zellmaterials als minderwer-

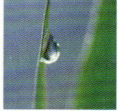

Info

Interessant ist, dass normalgewichtige Menschen beim Soft-Fasten weniger Gewicht verlieren als Übergewichtige. Daran kann man erkennen, wie Fasten den Körper von Überflüssigem und Belastendem befreit, hingegen Gesundes und Notwendiges schont.

tig anzusehen und sollten am besten abgefastet werden. So kann durch Fasten beispielsweise der strukturelle Aufbau unseres Zellgefüges verbessert werden, indem überaltertes Zellmaterial rascher entsorgt wird, das bei dem ständigen Zellerneuerungsprozess zwangsläufig anfällt. Und das verjüngt den gesamten Organismus.

Danach leiten sich die folgenden Richtwerte für eine gesunde Gewichtsreduzierung ab:

☐ Gesunde Normalgewichtige sollten so lange fasten, bis sie etwa fünf Prozent an Gewicht verloren haben. Bei 70 Kilogramm Körpergewicht sind das dreieinhalb Kilogramm.

☐ Für Übergewichtige gilt: Bei einmaligem Fasten sollte die Gewichtsabnahme 20 Prozent des Körpergewichts nicht übersteigen. Jeder darüber hinaus gehende Wert ist gefährlich.

Mit Fasten länger jung bleiben

Kalorienreduzierungen wirken lebensverlängernd, das ist eindeutig wissenschaftlich belegt. Zum einen beruht dies auf der Tatsache, dass während des gedrosselten Fastenstoffwechsels unser Verbrennungsofen nur auf Sparflamme läuft und damit wesentlich weniger freie Radikale im Organismus gebildet werden. Diese zerstörerischen Moleküle gelten neben genetischen Faktoren als Hauptverursacher des Älterwerdens und vieler Krankheiten.

Zum anderen spielt der Einfluss des Fastens auf den Hormonhaushalt eine überaus wichtige Rolle. Endokrinologen wissen: Schon kurze Fastenzeiten kurbeln die Produktion des Wachstumshormons HGH kräftig an. Wer beispielsweise die natürliche nächtliche Fastenzeit auf mindestens 14 Stunden ausdehnt, also etwa von 20 Uhr abends bis zehn Uhr morgens keine Kalorien aufnimmt, erhöht den HGH-Spiegel im Blut. Mit zunehmendem Alter, spürbar für die meisten erstmals in den Wech-

Wer durch das Fasten wirklich deutliches Übergewicht reduzieren möchte, sollte das auf jeden Fall nur in Absprache mit einem Arzt tun. Besser wäre hier der Aufenthalt in einer Fastenklinik.

Viele versuchen, mit Anti-Aging-Präparaten ihren Hormonstatus zu korrigieren. Inwieweit dies zu empfehlen ist, ist wissenschaftlich noch nicht ausdiskutiert. Sicher ist jedoch, dass sich regelmäßige Fastenzeiten für den Hormonhaushalt als positiv erweisen.

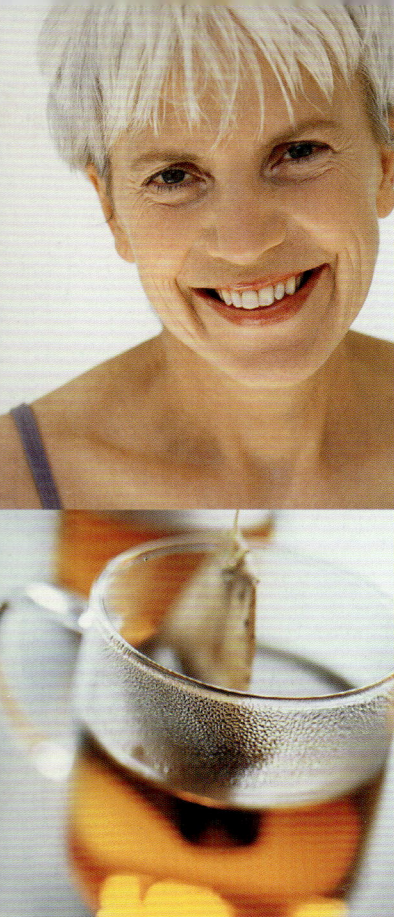

seljahren, wird dieses Wachstumshormon weniger, was Muskelschlaffheit, Gedächtnisschwäche, Müdigkeit, Schlafstörungen, Lustlosigkeit, Neigung zur Gewichtszunahme, Libidoverlust etc. mit sich bringen kann.

Wer sollte auf das Fasten verzichten?

Wer an einer der folgenden Krankheiten leidet, darf nicht fasten:

- ☐ Zehrende Krankheiten wie Krebsleiden oder Tuberkulose
- ☐ Schilddrüsenüberfunktion
- ☐ Schwere Depressionen und Psychosen
- ☐ Epilepsie
- ☐ Magen- oder Zwölffingerdarmgeschwüre
- ☐ Essstörungen wie Bulimie oder Magersucht
- ☐ Nierenfunktionsstörungen
- ☐ Erhebliche Leberfunktionsstörungen
- ☐ Instabile Angina pectoris

Darüber hinaus darf nicht fasten

- ☐ Wer stark unterernährt ist
- ☐ Wer altersschwach ist
- ☐ Wer unter Erschöpfungszuständen leidet
- ☐ Wer erst vor kurzem eine Operation oder eine schwere Krankheit durchgemacht hat
- ☐ Wer einen allzu labilen Kreislauf hat
- ☐ Wer einen sehr stark erhöhten Blutdruck hat
- ☐ Schwangere und stillende Frauen
- ☐ Kinder unter 16 Jahren

Schon kurze Fastenzeiten beeinflussen die Produktion des Wachstumshormons positiv. Ein Umstand, den sich viele Frauen besonders in den Wechseljahren zunutze machen können.

Wer regelmäßig Medikamente einnimmt, darf nur mit ausdrücklicher Zustimmung des Arztes fasten. Bei vielen Medikamenten ist nicht gewährleistet, dass sie von einem entleerten Verdauungstrakt gut aufgenommen werden.

Wann ist Heilfasten angezeigt?

Heilfasten ist bei verschiedenen Beschwerden und Erkrankungen sinnvoll. Dazu gehören:

- Übergewicht

- Altersdiabetes (Diabetes mellitus Typ 2)

- Verdauungsstörungen wie chronische Verstopfung, wiederkehrende Durchfälle, Blähungen, Sodbrennen, Magen- und Darmschleimhautentzündungen

- Fettleber

- Gallenblasen- bzw. Gallenwegserkrankungen

- Durchblutungsstörungen, sowohl arterieller (z. B. beginnende Arteriosklerose) als auch venöser Art

- Erhöhte Cholesterin- oder Triglyzeridwerte

- Erhöhter Blutdruck (essenzielle Hypertonie)

- Leichte auf Arterienverengung beruhende Herzerkrankungen (z. B. Angina pectoris im Anfangsstadium)

- Neurodermitis und Schuppenflechte

- Ekzeme, Furunkel, Pickel, Akne

- Verklebte Augen, Gerstenkörner, Bindehautentzündung

- Erkrankungen des rheumatischen Formenkreises wie Polyarthritis oder Gicht

- Bronchialasthma

- Chronische Bronchitis

- Häufige Kopfschmerzen, auch Migräne

- Gereiztheit, Übellaunigkeit

- Erhöhte Infektanfälligkeit

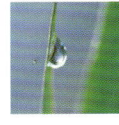

Tipp

Wer an einem Magen- oder Darmgeschwür leidet, für den ist Fasten verboten. Patienten, die öfter Magenschmerzen haben und fasten wollen, sollten sich zuerst untersuchen lassen, ob nicht ein aufkommendes Magengeschwür Ursache der Beschwerden ist.

Typgerechtes Fasten

Die Regeneration von Körper, Geist und Seele durch Fasten funktioniert am besten mit einer Fastenform, die Rücksicht auf die jeweilige Konstitution des Einzelnen nimmt. Wie es eine typgerechte Ernährung gibt, so spricht man auch vom typgerechten Fasten. Es lässt die Fastentage zu einem rundum gelungenen Ereignis werden und kann Fastenkrisen mit Kopfschmerzen, labilem Kreislauf, Unterzucker oder Frieren weitgehend verhindern.

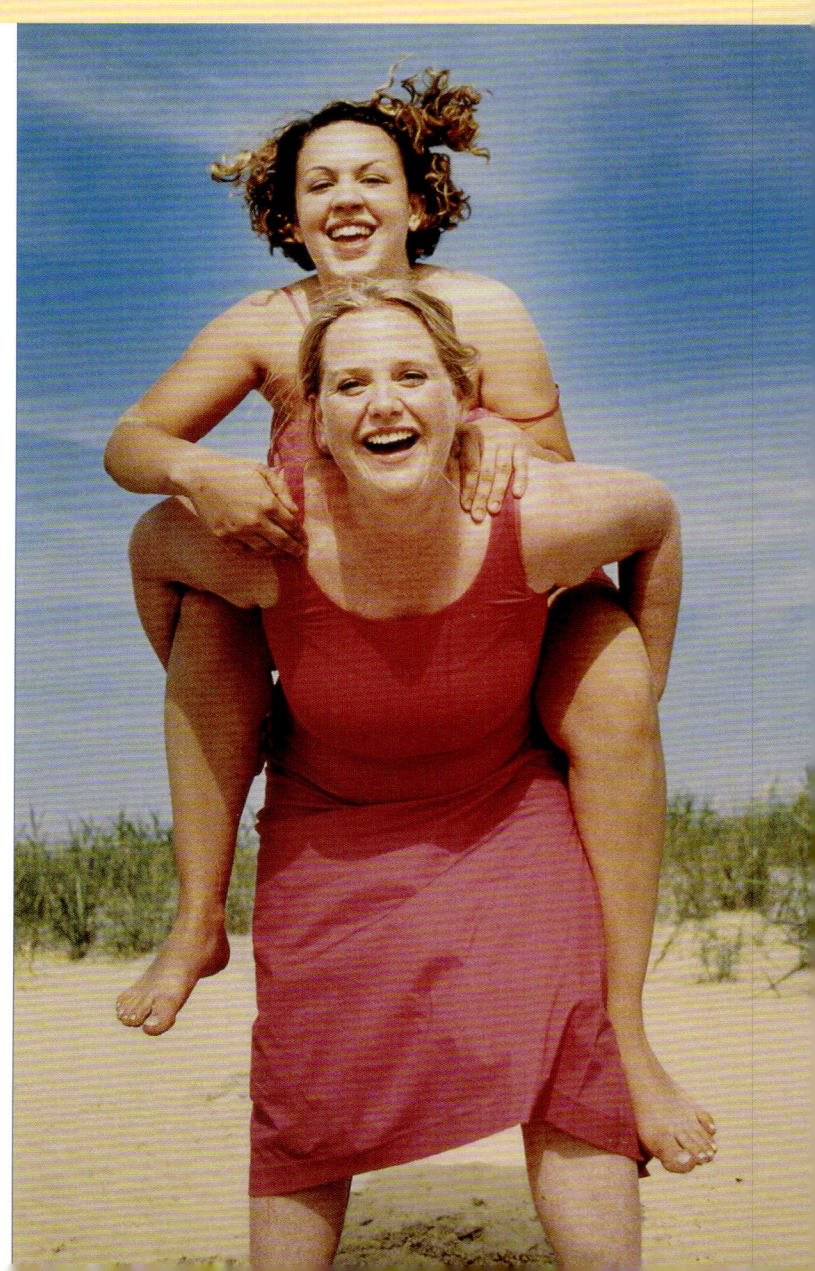

Der richtige Weg zum gesunden Fasten

Während der Fastenzeit sollte man sich wohl fühlen und Freude an den Fastenaktivitäten haben. Dies trägt ganz wesentlich zum Erfolg einer Fastenkur bei. Die Wahl der Fastenmethode spielt dabei eine wichtige Rolle. Wer beispielsweise gerne mit Säften seinen Durst stillt und vielleicht auch Lust hat, eigene Fruchtkombinationen aus frischer Pressung auszuprobieren, wird einem reinen Saftfasten sicherlich mehr abgewinnen als jemand, der am liebsten Milch trinkt und sich deshalb eher einer Milch-Semmel-Kur zuwendet. Hinzu kommt, dass in vielen Fällen die gesundheitlichen und körperlichen Voraussetzungen zu einer bestimmten Fastenform tendieren lassen.

Wer sich nicht ganz sicher ist, welche Fastenform für ihn geeignet ist, sollte sich mit seinem Arzt besprechen.

Auf vielfältige Weise fasten

So fühlen sich schlanke Menschen bei einer Kur, bei der etwas verzehrt werden darf, wie etwa beim Suppenfasten, wohler als bei kargeren Fastenformen, bei denen sie leicht frieren. Für stark Übergewichtige oder bei chronischen Krankheiten hingegen sind reine Trinkkuren oft das Mittel der Wahl.

Wenn eine Kur einmal gar nicht behagt, kann es daran liegen, dass die gewählte Kurform nicht die Richtige war. Das sollte einen aber nicht davon abhalten, das nächste Mal einen anderen Weg auszuprobieren – am besten zunächst anhand eines einzelnen Fastenschalttags.

»Was dem Schmied bekommt, zerreißt den Schneider!«, lehrte F. X. Mayr und wies damit auf die Notwendigkeit einer angepassten Fastengestaltung hin.

Grundlegende Gemeinsamkeiten

Bei den im Folgenden vorgestellten Fastenarten wird vorwiegend auf die Fastenspeisen bzw. -getränke eingegangen. Allen Fastenformen gemeinsam ist darüber hinaus: täglich Darmreinigung, viel trinken (zweieinhalb bis drei Liter kalorien-, d. h. zuckerfreie Kräutertees und Mineralwässer), ausreichend Bewegung und Entspannungmaßnahmen. Basenpulver, Brottrunk, Heilerde und ein Heilpflanzencocktail erweisen sich ebenfalls bei allen Formen als hilfreich.

Wichtig ist auch, dass man das Fasten niemals abrupt abbricht, sondern den Speisezettel ganz allmählich erweitert und anreichert, bis man nach einigen Tagen schließlich wieder bei einer normalen Vollwerternährung angelangt ist.

Wann ist das Tee-Säfte-Fasten ideal?

Eher geeignet

- Bei Übergewicht
- Bei den typischen »Volkskrankheiten«
- Zur Gesundheitsvorsorge

Weniger geeignet

- Für sehr schlanke Personen
- Bei entzündlichen Prozessen im Magen-Darm-Bereich

Dr. Otto Buchinger (1878–1966) war einer der ersten Ärzte, der das Heilfasten als Methode der ganzheitlichen Medizin betrachtete.

Das Multitalent – Tee-Säfte-Fasten

Mit dem klassischen Tee-Säfte-Fasten nach Otto Buchinger liegt man meistens richtig. Es ist die im deutschsprachigen Raum am häufigsten angewandte Fastenform. Man enthält sich dabei temporär jeder festen Nahrung; es handelt sich also um eine reine Trinkkur. Nur über »Fastengetränke« werden einige Kohlenhydrate (nicht mehr als 300 Kilokalorien) sowie reichlich Vitamine, Mineralstoffe und Spurenelemente aufgenommen. In erster Linie sind dies verdünnte Frucht- und Gemüsesäfte, mit Honig gesüßte Kräutertees und mittags ein Teller warme Basenbrühe sowie viel, viel Wasser. Da man nur Flüssiges zu sich nimmt, ist der Verdauungsapparat weitgehend entlastet, was dem Organismus die Möglichkeit gibt, tief greifend zu entschlacken, zu entgiften und zu entsäuern.

Die Buchinger-Methode ist für einzelne Fastenschalttage wie für größere Kuren gleichermaßen geeignet. Sie bietet sich zur Gesundheitsvorsorge ebenso an wie für eine Therapie, ganz besonders bei den »Volkskrankheiten« Bluthochdruck, Altersdiabetes, rheumatische Erkrankungen und Kopfschmerzen. Sowohl Übergewichtige als auch Personen mit normalem bis kräftigem Körperbau sind mit dieser Methode gut bedient. Für sehr Schlanke ist sie weniger geeignet. Auch bei entzündlichen Prozessen im Magen-Darm-Bereich empfehlen sich eher andere Kuren. Weil der Umstimmungsreiz sehr deutlich ausfällt, kann es bei längeren Fastenzeiten vorkommen, dass stärkere Fastenkrisen auftreten.

Auf die Buchinger-Methode wird ausführlich im Kapitel »Die Fastenwoche in eigener Regie« (ab Seite 70) eingegangen.

Rohsäftefasten zur allgemeinen Gesundheitsvorsorge

Bei dieser Form des Fastens stehen frisch gepresste, »rohe« Obst- und Gemüsesäfte im Vordergrund. Es handelt sich um eine Rohkostkur, bei der die Rohkost in flüssiger Form verzehrt wird. Säfte enthalten im Gegensatz zu den Früchten und dem Gemüse, aus denen sie gewonnen werden, kaum Zellulose oder andere unverdauliche Bestandteile. Sie werden unmittelbar nach dem Genuss fast vollständig vom Körper verwertet. Die Verdauungsorgane werden dabei nur ganz minimal beansprucht und können sich dadurch durchgreifend regenerieren. Die Säfte sorgen im Organismus zudem für eine Schwemme von Beta-Karotin, Vitamin C, Flavoproteinen und vielen anderen bioaktiven Substanzen, die bis auf die Ebene der Körperzellen für Belebung und Gesundung sorgen. Diese Fastenart gewinnt gerade in jüngster Zeit immer mehr Anhänger, dabei ist sie älter als vielfach angenommen. Einer der Väter des Rohsäftefastens war Eugen Heun, der vor über einem halben Jahrhundert zu den bekannten Persönlichkeiten

Wann ist das Rohsäftefasten ideal?

Eher geeignet

- Bei Mangelerscheinungen
- Bei häufigen Infekterkrankungen
- Bei Übergewicht
- Zur Gesundheitsvorsorge

Weniger geeignet

- Bei empfindlicher Reaktion auf Fruchtsäuren
- Bei sensiblem Magen
- Bei Magenschleimhautentzündung

in der Fastenmedizin zählte. Ein anderer früher Vertreter dieser Fastenform war der Amerikaner Dr. Norman Walker, der immerhin stolze 115 Jahre alt wurde. Sein Hauptwerk mit dem Titel »Fresh Vegetable Juice« erschien 1936.

Beim Rohsäftefasten nimmt man pro Fastentag etwa 750 Milliliter Saft zu sich, und zwar Obstsaft (300 Milliliter), Gemüsesaft (300 Milliliter) und Heilpflanzensaft (150 Milliliter), in drei bis fünf kleineren Portionen über den Tag verteilt.

Man füllt den Saft für eine Mahlzeit jeweils in eine flache Schale, verdünnt mit der gleichen Menge Wasser und löffelt ihn mit einem Teelöffel aus. Jeder Schluck sollte richtig ausgeschmeckt und etwas gekaut werden. Das bringt den Speichelfluss in Gang und aktiviert die Verdauungsdrüsen.

Das Verdünnen der Säfte »streckt« die Mahlzeit, ist aber vor allem auch für verdauungsempfindliche Menschen sehr wichtig. Um Beschwerden zu vermeiden, sollten sie darüber hinaus den Säften säurearmer Früchte den Vorzug geben. Bestens geeignet sind hier Pfirsiche, Birnen, Trauben, Mandarinen oder Mangos. Säurereich und deswegen eher zu vernachlässigen sind dagegen Zitronen, Schwarze Johannisbeeren, Kiwis oder Kirschen.

Natürlich frisch gepresst!

Die wertvollen wasserlöslichen Substanzen der Pflanzenzellen wie Enzyme, Vitamine, Wirk-, Farb- und Aromastoffe sind nur in jenen Säften in genügendem Maß enthalten, die auf schonende Weise hergestellt wurden. Damit dies gewährleistet ist, sollte die Saftportion für jede einzelne Mahlzeit mit einem Entsafter frisch gepresst und sogleich verzehrt werden. Mit jeder Sekunde, die man den Saft aufbewahrt, gehen durch Licht und Sauerstoff (Oxidation) kostbare Inhaltsstoffe verloren. Wie schnell das Zerstörungswerk vor sich geht, sieht man beispielsweise an einem frisch geraspelten Apfel, der sich sofort bräunlich verfärbt.

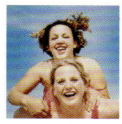

Tipp

Teilen Sie Ihr Saftpensum z. B. folgendermaßen auf: morgens, mittags und abends je 100 Gramm Obstsaft, 100 Gramm Gemüsesaft und 50 Gramm Heilpflanzensaft. Jeden Schluck langsam genießen und kauen. Mehr als höchstens einen Liter Frischsaft am Tag sollte man nicht zu sich nehmen, das könnte die Verdauungsorgane reizen.

Auch das Gerät, mit dem entsaftet wird, spielt eine Rolle. Herkömmliche Haushaltsentsafter, die nach dem Prinzip des Zentrifugierens funktionieren, sind dabei ungünstiger als so genannte Schneckenpressenentsafter (problemlos im gut sortierten Fachhandel erhältlich). Bei ihnen wird das Pressgut zuerst grob zerrieben und dann zwischen zwei Stahlkolben bei niedriger Umdrehungszahl schonend ausgepresst.

Die hochwertigen Saftpressen haben allerdings ihren Preis (um 500 Euro); eine Anschaffung lohnt sich wohl nur, wenn häufig und nicht nur im Rahmen eines Kurprogramms Frischsäfte gebraucht werden. Denn lediglich zum Ausprobieren dürften auch konventionelle Haushaltsgeräte genügen. Immerhin lautete die Maxime von Norman Walker, einem entschiedenen Befürworter des therapeutischen Rohsäftefastens: »Jeder Saft ist besser als kein Saft.«

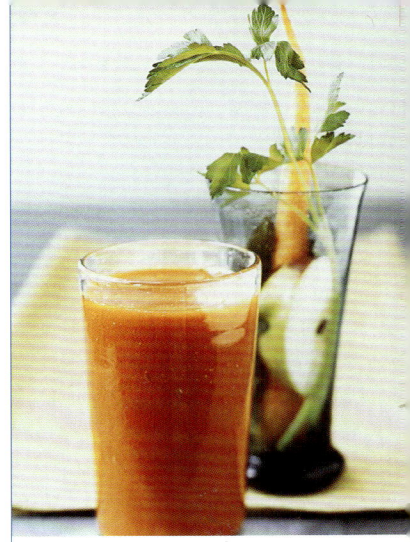

Wenn Sie Ihre Säfte nicht selbst pressen, sollten Sie unbedingt nur qualitativ hochwertige Produkte aus dem Reformhaus oder dem Bioladen verwenden.

Fertige Säfte sorgfältig auswählen

Von speziellen Heilpflanzensäften abgesehen, können fertig gekaufte Säfte gegenüber frisch gepressten stets nur zweite Wahl sein. Handelsübliche Säfte müssen zur Haltbarmachung kurzzeitig erhitzt werden, wodurch sie einen Teil ihrer wertvollen Inhaltsstoffe (Enzyme, Vitamine) einbüßen. Auf jeden Fall muss auf dem Etikett das Wort »Saft« stehen, möglichst mit dem Zusatz »naturrein« oder »naturbelassen«. Er besagt, dass sowohl beim Saft als auch den Früchten, Gemüsen und Kräutern, aus denen er gewonnen wird, keine chemischen Behandlungen vorgenommen wurden. Gute Säfte erhält man in Reformhäusern und Bioläden.

Für eine Saftkur absolut nicht geeignet sind alle denaturierten Saftzubereitungen, die mit Zucker, künstlichen Farb- und Aromastoffen versetzt oder lebensmitteltechnologisch behandelt wurden, wie Fruchtsaftkonzentrate, Limonaden, Saftgetränke, Nektare o. Ä.

Gemüsesäfte sollten zusammen mit grünen Gewürzkräutern wie Basilikum, Oregano, Dill, Schnittlauch, Petersilie, Liebstöckel etc. versaftet werden. Das ergibt einen würzigeren Geschmack und erhöht den Vitamin- und Mineralstoffgehalt beträchtlich.

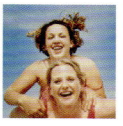

Tipp

Heilpflanzensäfte sollte man nicht selbst herstellen, weil die in freier Natur gesammelten Heilkräuter oft mit Umweltgiften belastet sind. Zudem bedarf es einiger Fachkunde, sie zu verwerten. Hier empfiehlt es sich, auf Heilpflanzensäfte aus dem Fachhandel (Reformhaus, Apotheke, Bioladen) zurückzugreifen, da diese strengsten Kontrollen unterliegen, was eventuelle Schadstoffrückstände und den Wirkstoffgehalt betrifft.

Die ideale Fastenform zur Vorsorge

Rohsäftefasten stärkt das Immunsystem, baut einen Schutzschild gegenüber freien Radikalen und Krankheitserregern im Organismus auf und eignet sich daher sehr gut zur allgemeinen Gesundheitsvorsorge. Es wird auch bei einem labilen Kreislauf normalerweise gut vertragen. Als Therapie ist es vor allem bei Vitamin- und Mineralstoffmangel, Übersäuerung, Infektanfälligkeit und Übergewicht zu empfehlen. Durch eine gezielte Auswahl der Säfte, insbesondere der Heilpflanzensäfte, lassen sich verschiedene therapeutische Wirkungen erzielen. Wer auf Rohsäfte mit Magen-Darm-Problemen reagiert, sollte besser auf eine andere Fastenart ausweichen. Bei Magen-Darm-Leiden und Zuckerkrankheit muss der Therapeut befragt werden, ob Rohsäftefasten infrage kommt.

Special – mit Heilpflanzen-Presssäften das Fasten wirksam unterstützen

Heilpflanzensäfte sind hochwertige Arzneimittel aus der »Apotheke der Natur«. Sie werden aus frischen Wurzeln, Blättern, Blüten oder Früchten von Heilpflanzen gepresst, deren Wirkkraft eindeutig erwiesen ist. Die Säfte sind ohne chemische Zusätze oder Alkohol hergestellt, lediglich durch kurzzeitiges Erhitzen (Uperisation) schonend haltbar gemacht. Der Großteil der werthaltigen Pflanzenbestandteile – also ziemlich alles, was die Heilkraft ausmacht – geht so in den Saft über und kann in dieser Form vom Körper gut aufgenommen werden.
Dem Schweizer Apotheker und Pflanzenforscher Walther Schoenenberger (1901–1981) kommt der Titel eines Pioniers der Heilkräuterarzneien zu. Er widmete der Herstellung naturreiner Pflanzenheilmittel und der Erforschung ihrer Wirkung ein halbes Jahrhundert. Frisch gepresste Pflanzensäfte erschienen ihm

als urgesunde Waffe der Natur im Kampf gegen sich immer mehr verbreitende Zivilisationskrankheiten, Abnutzungs- und Alterserscheinungen.

Entgiften, entwässern, entsäuern

Bestimmte Heilpflanzensäfte eignen sich vorzüglich zur Unterstützung aller Fastenkuren und Diäten, weil sie – was ja ein wichtiges Fastenziel ist – die Entgiftung, Entwässerung und Entsäuerung im Organismus wirksam voranbringen. Fastenunterstützend wirken z. B. Säfte von Schafgarbe oder Wermut, die der Leber ihre Entgiftungsarbeit erleichtern. Presssäfte aus Brunnenkresse oder Zinnkraut wirken harntreibend und entwässernd, sind folglich gut für die Nieren. Andere Pflanzenwirkstoffe entsäuern (z. B. Kartoffel, Birke), aktivieren den Stoffwechsel (Bärlauch), reinigen und festigen das Bindegewebe (Holunder). Alle Säfte spenden zudem wertvolle Vitalstoffe. Beliebte Fastenbegleiter sind Brennnessel-, Löwenzahn- und Artischockensaft. Die Presssäfte dieser Wildpflanzen wirken auf Darm-, Leber- und Nierenfunktion gleichermaßen anregend.

Das früher gebräuchliche Adjektiv »blutreinigend« beschreibt die Gesamtwirkung von Brennnessel-, Löwenzahn- oder Artischockensaft, weil diese Heilpflanzensäfte alle Entgiftungsorgane kräftig unterstützen.

Die Dosierung

Damit Heilpflanzensäfte ihre Wirkung entfalten, sollte man an jedem Fastentag viermal täglich bis zu vier Esslöffel (höchstens 160 Milliliter) einnehmen. Es darf aber auch weniger sein. Man kann die Heilpflanzensäfte entsprechend der persönlichen gesundheitlichen Probleme auswählen (z. B. Sellerie bei Hautproblemen oder Baldrian bei Nervosität). Zum Fasten bewährt hat sich folgender Cocktail, den man morgens und abends trinkt:

☐ Zwei Esslöffel Heilpflanzensaft Artischocke
☐ Zwei Esslöffel Heilpflanzensaft Brennnessel
☐ Vier Esslöffel Heilpflanzensaft Kartoffel
☐ Sechs Esslöffel Tomaten-, Möhren- oder Gemüsesaft bzw. »FasToFit«

FasToFit ist ein Fastengetränk aus dem Reformhaus. Es besteht aus gewürztem Tomatensaft und Apfelpektin und liefert alle notwendigen Vitamine, Mineralien und Ballaststoffe.

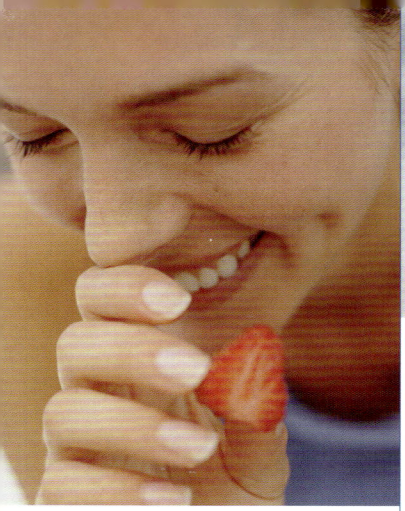

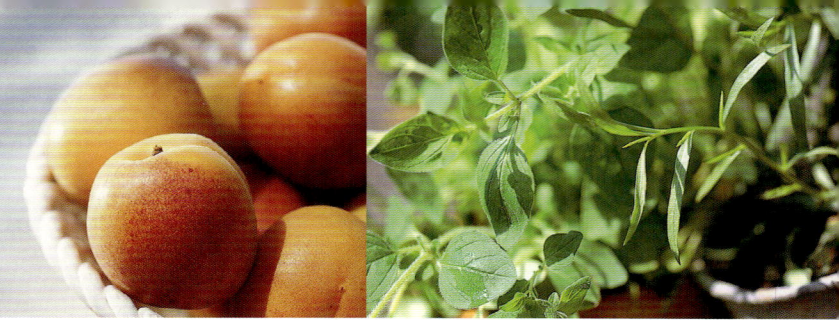

Früchtefasten eignet sich besonders für heiße Sommertage, wenn der Hunger klein, und die Auswahl an Früchten dafür umso größer ist.

Im Geschmack urtümlich

Heilpflanzensäfte sind ungesüßt, ungesalzen noch sonstwie gewürzt, sie schmecken nur nach dem zugrunde liegenden Rohstoff, nicht schlecht, aber manchmal etwas gewöhnungsbedürftig. Wenn man sie mit einem Tomaten-, Möhren- oder anderen Gemüsesaft mixt, verbessert sich der ursprüngliche Geschmack, ohne dass die Wirksamkeit beeinträchtigt würde. Man kann natürlich auch schlicht mit Mineralwasser oder ungesüßtem Tee verdünnen. Oder man wählt FasToFit, einen ausgesprochenen Fastensaft aus dem Reformhaus. Es handelt sich dabei um gewürzten Tomatensaft, dem Apfelpektin zugesetzt wurde. Der Saft schmeckt und liefert neben Mineralstoffen und Vitaminen den wasserlöslichen Ballaststoff Pektin, der den Cholesterinspiegel günstig beeinflussen kann und die Verdauung stimuliert. Da man gerade auch beim Fasten um tägliche Verdauung bemüht sein sollte, ist dieses Getränk sehr sinnvoll.

Früchtefasten für Fasteneinsteiger

Wer gesund ist und über eine starke Verdauung verfügt, kann Früchtefasten auch länger als eine Woche (höchstens jedoch drei Wochen) durchführen.

Früchtefasten kennt man schon vom klassischen Obsttag her, wie ihn Gesundheits- und Figurbewusste gelegentlich einlegen. Beim Früchtefasten sind allerdings außer Obst auch verschiedene rohe (oder kurz gedünstete) Gemüsesorten erlaubt.

Man isst etwa zwei Pfund Obst und Gemüse, in drei bis fünf Portionen über den Tag verteilt. Es darf auch etwas mehr sein, wenn man sehr hungrig ist. Entweder bleibt man einen ganzen Tag lang bei einer einzigen Fruchtsorte, etwa Äpfeln, Melonen oder Trauben. Verlockender ist es aber, sich aus der ganzen Fülle des Obst- und Gemüsegartens zu bedienen und z. B. tropische Mangos und Avocados mit heimischen Beeren, Pflaumen und Kirschen zu kombinieren. Als Gemüsefrüchte eignen sich wasser- und enzymreiche Tomaten, Gurken, Paprika oder Zucchini. Frische Kräuter bereichern den bunten Reigen.

Abends verträgt man Gemüse besser

Bei der Früchteauswahl sollte man sich daran orientieren, dass jede Obst- und Gemüseart eine etwas andere Wirkung im Organismus entfaltet. Man spricht auch von Früchtemedizin. Während des Fastens sollten bei der Kombination der Obst- und Gemüsefrüchte vor allem die mit einer ausleitenden Wirkung (entwässernd, harntreibend, entgiftend, verdauungsfördernd) berücksichtigt werden. Üblicherweise wird morgens und mittags (eventuell auch noch nachmittags) Obst verzehrt und abends Gemüse. Obst, zu spät abends gegessen, gärt über Nacht im Darm und kann Blähungen verursachen.

Früchte als Darmputzer

Wer mit Früchten und Gemüse fastet, kann auf Darmreinigungsmaßnahmen ganz oder teilweise verzichten, wenn es auf natürliche Weise zu Darmentleerungen kommt. Früchtefasten ist somit für jene günstig, die Glauber- und Bittersalz nicht vertragen oder Einläufe nicht mögen. Die Ballaststoffe in der Rohkost, die unverdaulichen Zellwände und Faserstoffe, regen die Eigenbewegung des Darms, die Peristaltik, auch während des Fastens in ausreichendem Maß an. Zudem binden sie Gifte im Darm und »füttern« die nützlichen Darmbakterien.

Wann ist das Früchtefasten ideal?

Eher geeignet
- Wenn man abführende Salze oder Einläufe nicht verträgt
- Bei schwachem Kreislauf
- Bei Vitalstoffmangel
- Als sanfter Fasteneinstieg

Weniger geeignet
- Bei Verdauungsproblemen
- Bei Darmträgheit und Verstopfung sowie Blähungen
- Bei empfindlicher Reaktion auf Fruchtsäuren
- Bei Unterzucker

Die Früchtemedizin in Kurzform

Ananas
- Entlasten die Bauchspeicheldrüse
- Entwässern

Aprikosen
- Wirken verjüngend
- Verbessern die Stimmungslage

Avocados
- Unterstützen das Abnehmen
- Fördern die Konzentration

Bananen
- Heilen entzündete Magenschleimhäute
- Beruhigen die Nerven

Birnen
- Entschlacken den Darm
- Wirken Blut bildend und wachstumsfördernd

Brombeeren
- Festigen das Bindegewebe
- Kräftigen das Immunsystem

Erdbeeren
- Klären die Haut
- Wirken blutreinigend

Gurken
- Wirken darmreinigend, abführend und entgiftend

Johannisbeeren
- Stärken die Hormonproduktion
- Bieten besonderen Zellschutz vor freien Radikalen

Orangen
- Wirken konzentrationsfördernd
- Kräftigen das Bindegewebe

Paprika
- Helfen bei Durchblutungsstörungen
- Festigen das Bindegewebe

Tomaten
- Stärken die Schleimhäute im ganzen Körper
- Wirken entwässernd und harntreibend

Weintrauben
- Reinigen Niere, Blase und Harnwege
- Beseitigen Darmträgheit und Verstopfung

Zitronen
- Stärken Immunsystem, Bindegewebe, Haare und Nägel
- Kräftigen die Blutgefäße

Zucchini
- Entgiften den Darm und binden Fettstoffe
- Kräftigen alle Schleimhäute im Körper

Hoher Wasseranteil

Wer mit Früchten fastet, darf etwas weniger trinken, als es bei anderen Fastenformen üblich ist, da die Früchte zu einem hohen Prozentsatz aus Wasser bestehen. Ein Kilogramm Obst und Gemüse versorgen den Organismus schon mit durchschnittlich 750 Milliliter Saft. Da fehlen nur noch eineinhalb bis zwei Liter Flüssigkeit, die man als Mineralwasser, Kräuter- oder Fastentee zu sich nehmen sollte. Auch verdünnte Säfte oder eine klare Gemüsebrühe sind erlaubt.

Für Menschen mit gesunder Verdauung

Früchtefasten wirkt nach fachmännischer Einschätzung nicht weniger deutlich als die häufiger durchgeführten Saftfastenformen. Die Früchte kurbeln insbesondere auch die Basenbildung im Organismus an. Basen binden überschüssige Säuren, auch solche, die durch den Fastenprozess erst frei werden. Früchtefasten ist ideal für Personen, die zur Unterzuckerung neigen und einen labilen Kreislauf haben, ebenso bei Vitalstoffmangel, Übersäuerung und Wassereinlagerungen im Gewebe. Es dient Erstfastern als sanfter Fasteneinstieg, weil man etwas Festes zu essen bekommt, obwohl es sich vor allem um Wasser mit bioaktiven Substanzen handelt. Früchtefasten hat sich auch bei geringem Untergewicht bewährt. Nicht geeignet ist es für Personen mit Verdauungsproblemen wie Blähungen, Völlegefühl, Reizdarm etc. Die Fruchtsäuren könnten einen sensiblen Darm zusätzlich reizen.

Sanftes Suppenfasten

Bei den meisten Soft-Fastenformen kommt täglich (mittags oder abends) eine nahezu kalorienfreie, aber dafür sehr vitalstoffreiche, klare Gemüsebrühe auf den Tisch. Das ist beim Suppenfasten zum Programm erhoben. Es gibt zu allen drei Mahlzei-

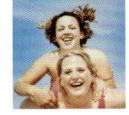

Tipp

Avocadodipp: Das Fleisch von 1/2 reifen Avocado auslösen, mit einer Gabel zerdrücken und mit Zitronensaft beträufeln. Fein gewürfeltes Gemüse (z. B. 1 Tomate, 1 Stück Gurke oder 1/2 Paprikaschote) unterrühren, mit Pfeffer und frisch gehackten Kräutern würzen. Eventuell mit dem Pürierstab kurz durchmixen.

ten Suppen. Morgens löffelt man einen Teller Haferflocken-suppe, mittags und abends stehen schmackhafte Gemüsepüree-suppen auf dem Speiseplan. Auf diese Weise zu fasten, kann richtig schmackhaft sein.

Was Suppen ausrichten

Die morgendliche Haferflockensuppe ist eine Wohltat für die Schleimhäute im Verdauungstrakt. Sie dämpft entzündliche Prozesse, indem sie Magen und Darm mit einer schützenden Schleimschicht auskleidet. Sie bindet Bakterien, Schadstoffe und überschüssige Säuren und unter-stützt die Arbeit von Bauchspeicheldrüse und Leber. Sie bindet auch Gallensäuren, was sich günstig auf den Cholesterinspiegel auswirkt.

Die farbenfrohen Gemüsesorten, aus denen die Gemüsepüreesuppen schonend zubereitet wer-den, bewirken eine sanfte Entgiftung und Ent-wässerung und erleichtern es dem Organismus, Basen zu bilden. (Daher nennt man sie auch Basensuppen.) Neben Enzymen und Vitalstoffen spenden die Fastensuppen auch reichlich sekun-däre Pflanzenstoffe, die freie Radikale bekämpfen und Krank-heiten vorbeugen. Die Suppen sind – weil das Gemüse püriert wird – leicht verdaulich und lassen sich stets aufs Neue abwan-deln. Aus Paprika, Karotten, Tomaten, Mangold, Fenchel- und Sellerieknollen, Brokkoli, Kürbis, Petersilienwurzeln, Spargel, Weiß- und Blumenkohl sowie Kartoffeln lassen sich täglich neue Variationen zaubern.

Wer mit Suppen fasten sollte

Das milde Suppenfasten ist die ideale Fastenform für ältere, empfindliche und schlanke Personen. Vor allem empfiehlt es sich bei chronischen Magen- und Darmproblemen, Übersäue-

---

Wann ist das Suppenfasten ideal?

Eher geeignet
- Bei entzündlichen Prozessen in Magen und Darm
- Bei häufigen Infekterkrankungen
- Für ältere, empfindliche, schlanke Personen

Weniger geeignet
- Bei deutlichem Übergewicht

Als Gemüse empfiehlt sich fast die ganze Palette des Gemüse-gartens mit Ausnahme blähen-der Sorten wie Zwiebeln, Lauch oder Hülsenfrüchte.

rung und Infektanfälligkeit. Wer leicht friert, kann in dieser verträglichen, aber dennoch ausgesprochen wirksamen Form fasten, ohne ständig einen zusätzlichen Pullover zu brauchen. Auch wer regelmäßig Arzneien einnehmen muss, kann es nach Rücksprache mit dem Arzt gut mit Suppenfasten versuchen. Die Suppen liefern ausreichend Substanz, um die meisten Medikamente im Darm resorbierbar zu machen.

Stark Übergewichtige, die viel abnehmen möchten oder müssen, wählen vielleicht besser eine der anderen Fastenformen. Denn der Gewichtsverlust fällt nicht so deutlich aus, wie etwa beim Saftfasten.

Haferflockensuppe fürs Frühstück

3 bis 4 Esslöffel Haferflocken in einem 1/2 Liter kaltem Wasser (oder Wasser-Milch-Gemisch: 400 Milliliter Wasser, 100 Milliliter fettarme Milch) erwärmen. Bei mäßiger Hitze etwa 5 bis 10 Minuten kochen und ausquellen lassen. Nach Belieben Süßstoff oder etwas Honig einrühren, mit Zimt bestreuen und sofort verzehren. Wer es lieber fruchtig mag, gibt noch 2 Esslöffel Obstsaft (beispielsweise Birne) oder 1 Esslöffel Sanddornsaft darüber.

Rezept Basensuppe (für 2 Portionen)

Die Kartoffeln schälen und ebenso wie das geputzte Gemüse in Würfel schneiden. Ganz wenig Butter in einer beschichteten Pfanne zergehen lassen und das Gemüse darin 2 bis 3 Minuten andünsten, mit Gemüsebrühe aufgießen, die Gewürze hinzufügen. Etwa 15 Minuten zugedeckt bei geringer Hitze kochen lassen, bis das Gemüse weich ist. Das Gemüse mit einem Pürierstab pürieren oder mit der Gabel zerdrücken. Bei Bedarf mit etwas Brühe verdünnen. Die Suppe mit geriebener Muskatnuss verfeinern. Vor dem Servieren frisch gehackte Gartenkräuter darüber streuen.

Sollten bei einer Fastenkur leichte Magenbeschwerden auftreten, helfen oft schon ein paar Löffel Schleimsuppe. Kochen Sie sich daher einen kleinen Vorrat, füllen Sie ihn in eine Thermoskanne zum Warmhalten, und stellen Sie diese neben Ihr Bett. So können Sie bei Bedarf auch nachts einen kleinen Schluck zu sich nehmen.

2 mittelgroße Kartoffeln, 300 g Gemüse (wie Karotten, Fenchel, Spargel, Petersilienwurzel, Sellerieknollen), wenig Butter, 1/2 Liter Gemüsebrühe (Rezept Basenbrühe siehe Seite 79 oder instant), nach Belieben getrockneter Majoran oder Thymian, Lorbeerblatt, Pfeffer, etwas Salz, Muskatnuss, frisch gehackte Kräuter

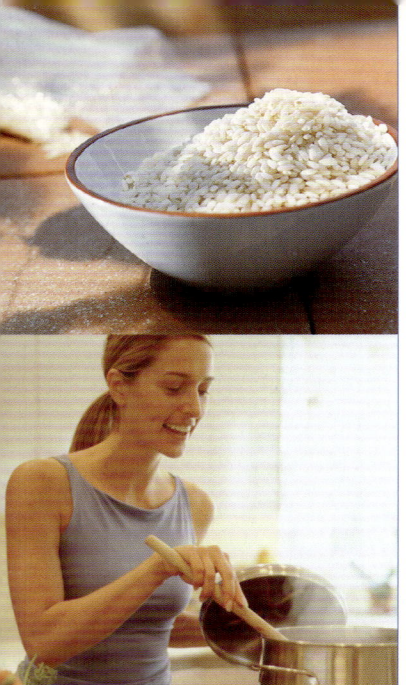

Schleimsuppen eignen sich auch außerhalb einer Fastenkur zur Behandlung von Magenproblemen.

Die Kochzeit für Haferflocken, Leinsamen und Weizenschrot beträgt etwa zehn Minuten, Reis, insbesondere Naturreis braucht etwa doppelt so lange und muss mindestens 20 bis 40 Minuten kochen.

Mit Schleimsuppen fasten

Eine ganz besonders schonende Variante des Suppenfastens ist das Fasten mit so genannten Schleimsuppen. Es empfiehlt sich vor allem für Personen mit Magenproblemen. Beim Fasten mit Schleimsuppen nimmt man dreimal täglich einen Teller Suppe (Hafer-, Leinsamen-, Reis- oder Weizenschleim) zu sich. Als Getränke gibt es, wie gehabt, verdünnte Obst- und Gemüsesäfte, Mineralwässer und ungesüßte Kräutertees.

Rezepte für Schleimsuppen

Für das Schleimsuppenfasten stehen je nach dem verwendeten Getreideprodukt vier Suppenrezepte zur Auswahl. Man kann je nach Geschmack eine Art kochen oder abwechselnd alle vier.

Grundrezept für Schleimsuppen (für 1 Portion)

Die Getreideprodukte (entweder 3 Esslöffel Haferflocken oder Reis oder Leinsamen oder Weizenschrot) in einem 1/2 Liter kaltem Wasser bei mäßiger Hitze langsam kochen und gut ausquellen lassen, damit die Suppe eine sämige, schleimige Beschaffenheit erhält. Ab und zu umrühren. Die Suppe dann durch ein Sieb streichen. Zur Geschmacksverbesserung mit ein wenig Salz, Hefeextrakt, fein geschnittenen Kräutern, Honig (Süßstoff), Gemüse- oder Obstsaft würzen. Die Suppe langsam löffeln und dabei jeden Bissen kauen und gut einspeicheln.

Molkefasten bei empfindlichem Magen

Bei der Molkefastenkur trinkt man pro Tag einen bis eineinhalb Liter Diätkurmolke in drei bis fünf Portionen. Dieses Getränk aus dem Reformhaus sollte mit »(L+)« gekennzeichnet sein. Das ist der Hinweis, dass es leicht verdauliche, rechtsdrehende Milchsäure enthält. Die Molke wird mit frisch gepresstem Fruchtsaft (z. B. Orange, Mango, Grapefruit) oder etwas Sanddornsaft geschmacklich aufgebessert. Auch ein wenig Obst, gedünstetes Gemüse und eine klare Gemüsebrühe sind erlaubt. Außerdem nimmt man esslöffelweise über den Tag verteilt etwa 80 Milliliter Frischpflanzensaft zu sich (vor allem Brennnessel, Artischocke, Löwenzahn) bzw. zweimal täglich den Heilpflanzencocktail von Seite 41.

Die Molke – auch Käsewasser genannt – entsteht, wenn aus geronnener Milch Quark gewonnen wird. Molke ist eine ideale Fastenspeise. Sie ist kalorienarm und reich an Vitaminen und Mineralstoffen (besonders Kalium). Wenn sie neben dem Milchzucker die wichtige rechtsdrehende Milchsäure enthält, sprechen darauf besonders Magenempfindliche gut an. Rechtsdrehende Milchsäure hat die physikalische Eigenschaft, polarisiertes Licht nach rechts zu drehen. Im Organismus trägt sie jedoch dazu bei, das Säure-Basen-Gleichgewicht zu erhalten, reguliert die Produktion des Magensafts und zeigt im Darm eine fäulnishemmende Wirkung, eine Wohltat für eine überstrapazierte Darmflora.

Mit Eiweiß versetzt

Für die Fastenkur kommt in erster Linie Diätkurmolke aus dem Reformhaus infrage. Sie ist im Gegensatz zur Trinkmolke zusätzlich mit hochwertigem Eiweiß angereichert. Sie enthält 30 Gramm Eiweiß pro Liter gegenüber einfacher Trinkmolke mit nur sechs Gramm. Gerade für längere Trinkkuren ist Diätkurmolke optimal. Der höhere Eiweißanteil bewirkt, dass während des Fastens vor allem Fettreserven abgebaut werden und nicht körpereigenes Eiweiß in den Muskeln.

Neben Wasser trinkt man Kräutertees, abends am besten zwei Tassen Grünen-Hafer-Tee, der entwässert, die Verdauung anregt und die Ausscheidung von Harnsäure und anderen Stoffwechselprodukten fördert.

Wann ist das Molkefasten ideal?

Eher geeignet
- Bei Gärungs- und Fäulnisprozessen im Darm sowie bei Darmpilzen
- Bei Darmträgheit und Verstopfung
- Bei Hautproblemen
- Bei Fettstoffwechselstörungen
- Bei empfindlichem Magen

Weniger geeignet
- Bei häufigen Durchfällen
- Bei Molkeunverträglichkeit

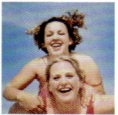

Tipp

Bei Mixgetränken aus Fruchtsaft und Molke, wie sie im Lebensmittelhandel häufig angeboten werden, ist darauf zu achten, ob Zucker oder künstliche Aromen zugesetzt wurden. Ist das der Fall, sind sie für Fastenkuren ungeeignet.

Molkefasten eignet sich vor allem für Menschen mit Stoffwechselstörungen und Darmproblemen und hilft insbesondere bei solchen, die häufig unter Stuhlverstopfung leiden und infolgedessen oft zu Abführmitteln greifen. Auch bei Darmpilzen und ganz allgemein zur Verbesserung der Darmflora sind Molkekuren angezeigt. Molke wirkt Übersäuerungen entgegen, ist auch bei Hautproblemen sowie zur vorbeugenden Entgiftung und Entschlackung zu empfehlen. Diese Form des Fastens ist sehr schonend und kann daher auch gut während der Berufstätigkeit durchgeführt werden.

Molke wirkt leicht abführend. Wer ohnehin schon in dieser Hinsicht Probleme hat, wählt lieber eine andere Kurform. Treten nach dem Genuss von Molke stärkere Durchfälle und Bauchschmerzen auf, liegt möglicherweise eine Unverträglichkeit vor. Auch dann ist Molkefasten selbstverständlich nicht geeignet.

Milch-Semmel-Fasten zur Darmsanierung

Beim Milch-Semmel-Fasten nach F. X. Mayr handelt es sich um eine Schondiät aus altbackenen Semmeln und Vorzugsmilch, die mit einem ganz speziellen Kau- und Verdauungstraining einhergeht. Man isst täglich gerade so viele »Kursemmeln« mit etwas Milch, bis man leicht gesättigt ist. Mittags gibt es nach Belieben eine klare Gemüsebrühe. Dazu Kräutertee und Mineralwasser in beliebiger Menge.

Die Kursemmel ist eine nährstoffarme Weißmehl- oder Dinkelsemmel, die zwei Tage an der Luft getrocknet wird, bis sie eine gummiartige Konsistenz bekommt. Um den Verdauungstrakt zu schonen und richtiges Kauen einzustudieren, wird in folgender Manier gegessen: Man schneidet die Kursemmel in fingerdicke Scheiben, beißt ein Stückchen ab, kaut es bewusst und ohne Eile, bis der Bissen süßlich schmeckt und fast flüssig ist. Dann schlürft man einen Teelöffel Milch dazu, kaut auch ihn und schluckt den Bissen hinunter. Auf diese Weise braucht man für den Verzehr einer Semmel durchaus eine halbe Stunde. Bei dem ersten Anzeichen von Sättigung hört man zu essen auf.

Die Milch-Semmel-Kur stellt eine der intensivsten Schonungen für Magen und Darm dar. Sie ist deshalb besonders geeignet für Personen mit chronischen Verdauungsproblemen und Magenbeschwerden (Gastritis), auch bei Übergewicht, schlechten Laborwerten und übermäßigen Verschlackungserscheinungen.

Wer auf Milch mit Bauchdrücken, Blähungen und Durchfall reagiert, kann auch auf Sojaprodukte ausweichen, sollte sich jedoch besser für eine der anderen Kurformen entscheiden. Auch wer infolge einer dauerhaft vitalstoffarmen Ernährung unter Mangelsymptomen wie erhöhter Infektanfälligkeit, Abgespanntheit, Leistungsschwäche, brüchigen Haaren und Nägeln etc. leidet, wird die geleerten Energiedepots besser durch eine Saft- oder Früchtekur wieder auffüllen.

Wann ist das Milch-Semmel-Fasten ideal?

Eher geeignet
- Bei chronischen Verdauungsproblemen
- Bei Gastritis
- Bei Übergewicht

Weniger geeignet
- Bei Milchunverträglichkeit
- Bei Mangelerscheinungen

Vollständig kuren mit der Darmmassage

Komplett wird eine Mayr-Kur mit einer manuellen Bauchbehandlung, wie sie von speziell ausgebildeten Mayr-Ärzten durchgeführt wird. Diese »Darmmassage« oder »Darmgymnastik« führt zu einer besseren Durchblutung von Leber und Gallenblase, regt die Muskelarbeit des Darms (Peristaltik) und den Stoffwechsel an. Der Bauch wird dadurch sichtbar kleiner, Verhärtungen werden weich und abgesackte Därme wieder in die richtige Lage gebracht. Als angenehmer Nebeneffekt stellt sich eine freiere Atmung ein.

Eine manuelle Bauchbehandlung sollte zweimal pro Woche erfolgen und kostet pro Sitzung etwa 25 Euro.

Fasten als Tiefenreinigung

Eine Fastenkur ist immer auch eine Entschlackungskur. Alle ausleitenden Systeme wie Darm, Nieren oder Schweißdrüsen sollten bewusst angeregt und deren Funktionen aktiviert werden. Dies empfiehlt sich nicht nur wegen der allgemein gesundheitsfördernden Wirkung solcher Maßnahmen, sondern auch aufgrund spezieller Bedingungen, die während des Fastens im Organismus vorherrschen.

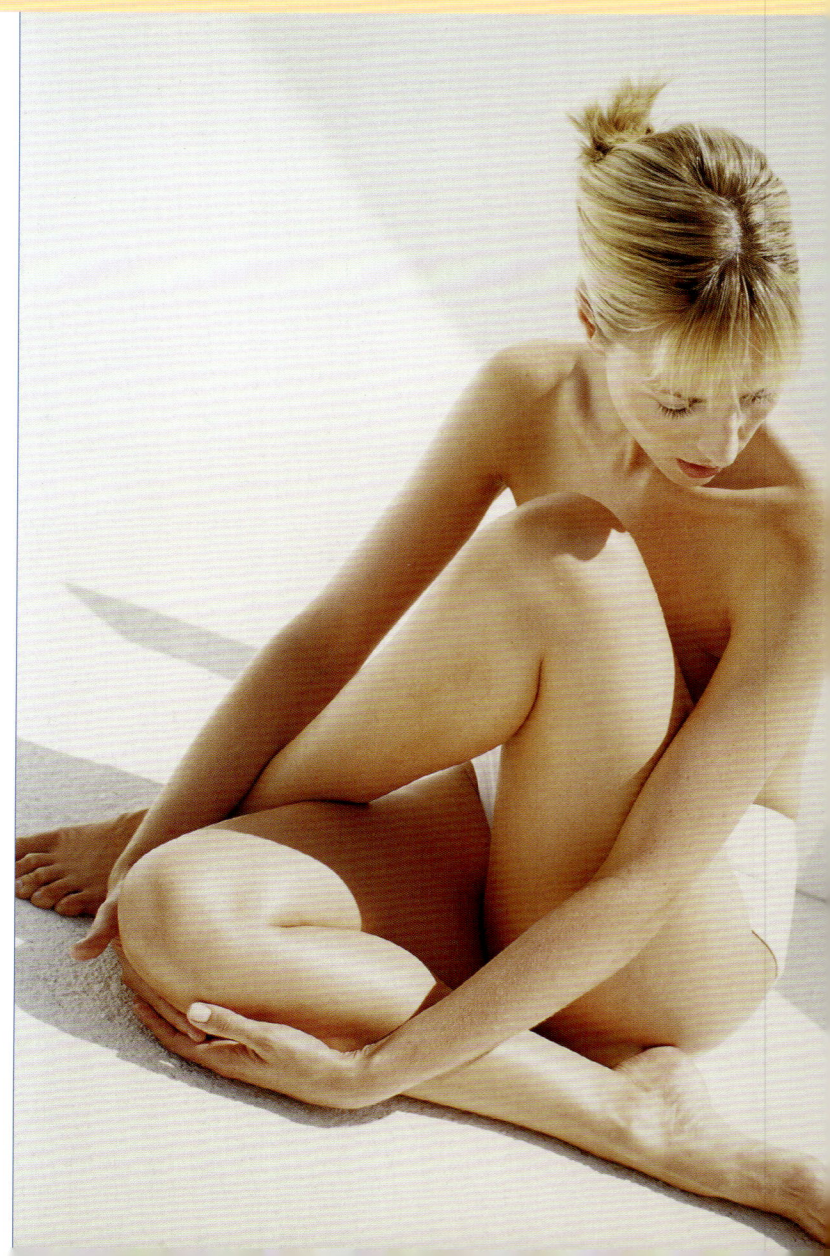

Die Ausscheidungsorgane anregen

Fasten ist mit einem Frühjahrsputz zu vergleichen. Zuerst wird Staub aufgewirbelt, und in einem zweiten Schritt muss er entsorgt werden. Beim fastenbedingten Abbau von Körpersubstanz wird in gewissem Sinn auch Staub aufgewirbelt. In den Geweben deponierte Altlasten wie zu viel Kochsalz, Wassereinlagerungen, unerwünschte Säuren, Abfälle aus dem Zellstoffwechsel oder auch Umweltgifte wie Blei oder Kadmium werden freigesetzt und gelangen in Blut und Lymphe. Soll es nicht erneut zu Ablagerungen kommen, müssen sie zügig aus dem Organismus befördert werden. Die breit angelegte Entgiftungsaktion erkennt man u. a. an deutlichem Schweißgeruch, einer weißlich belegten Zunge und dunklerem Urin.

Um den vollen Nutzen aus einer Fastenzeit zu ziehen und Unstimmigkeiten während des Fastens zu vermeiden, sollte man methodisch korrekt vorgehen. Dazu gehören einige einfache Maßnahmen, die den Organismus wirkungsvoll dabei unterstützen, Ballast abzustoßen, sich innerlich zu reinigen, zu entsäuern und zu entgiften.

Die wichtige Säure-Basen-Balance

Unsere Körperflüssigkeiten müssen stets einen ganz bestimmten pH-Wert aufweisen. Dieser Gradmesser gibt Auskunft darüber, ob eine Flüssigkeit chemisch gesehen sauer, neutral oder basisch reagiert. Das Blut sollte z. B. einen pH-Wert von etwa 7,4 haben und damit leicht basisch (alkalisch) sein. Auch ein gesundes Darmmilieu ist immer basisch. Gefährdet wird dies, wenn jemand im Übermaß Säure bildende Lebensmittel zu sich nimmt wie Alkohol, Fleisch, Industriezucker, Kaffee oder Weißmehlprodukte – oder auf der anderen Seite zu wenig Basen bildende Lebensmittel, die die Säuren neutralisieren können, wie Gemüse, Salat, Obst oder Kräuter. Dann besteht die Gefahr einer Übersäuerung (latente Azidose). Handelsüblichen Basenpräparaten aus der Apotheke liegen Teststreifen bei, mit deren Hilfe sich der aktuelle Säure-Basen-Status ermitteln lässt.

Eine Übersäuerung des Körpers kann vielerlei Probleme nach sich ziehen, etwa Kopfschmerzen, depressive Verstimmungen, rheumatische Erkrankungen oder Herzbeschwerden.

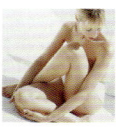

Tipp

Basenpulver enthält lebenswichtige Mineralstoffe und Spurenelemente, die den Körper bei der Basenbildung unterstützen und Säuren neutralisieren. Bei allen modernen Soft-Fastenkuren empfiehlt es sich, je 1 Teelöffel in einem 1/4 Liter Wasser gelöst 3-mal täglich vor den Mahlzeiten einzunehmen. Basenpräparate sind in Apotheken und Reformhäusern erhältlich.

Durch Fasten Übersäuerungen vermeiden

Eine Fastenzeit kann die Säure-Basen-Balance im Organismus regulieren und wieder für ausgeglichene Verhältnisse sorgen. Während des Fastens nimmt man kaum Säurebildner auf, dafür eine Reihe von basischen Lebensmitteln bzw. Getränken bis hin zu Basenpulver. Das verschafft dem Organismus Luft, um Säuredepots abzubauen und auszuschleusen. Hauptsächlich über die Nieren (u. a. Harnsäure) und den Darm (u. a. Gallensäure) verlassen Säuren den Körper. Aber auch Schwitzen (Fettsäuren) und Ausatmen (Kohlensäure) leisten einen Beitrag. Methodisch richtiges Fasten unterstützt diese Prozesse durch Nierenspülungen (viel Trinken), Darmreinigungen (Bittersalz) und alles, was die Schweißdrüsen stimuliert (Bäder) und kräftiges Atmen erforderlich macht (Sport, Yogaatmung).

Der Fastenstoffwechsel braucht viel Flüssigkeit

Die Notwendigkeit, der Entsäuerung beim Fasten besonderes Augenmerk zu widmen, beruht auch auf Besonderheiten des Fastenstoffwechsels, der zusätzlich Säuren freisetzt. Da der Organismus auch Eiweißreserven beim Fasten zur Energiegewinnung nutzt, erhöht sich das Aufkommen an Harnsäure, ein Endprodukt des Eiweißabbaus. Gallensäuren, eigentlich zur Fettverdauung bestimmt, sind noch vorhanden und müssen mangels fetthaltiger Kost ungenutzt den Darm passieren. Und die Fettschmelze, das Herauslösen von Fettsäuren aus den Fettzellen, steigert das Aufkommen an freien Fettsäuren, Butter- und Essigsäureverbindungen im Blutserum. Um die Entsäuerung über Nieren und Darm kräftig anzuregen, ist deshalb eine hohe Flüssigkeitszufuhr das A und O jeder Fastenkur. Flüssigkeit ist das wichtigste Mittel, überschüssige Säuren abzutransportieren. Es sollte gelegentlich neben anderen Fastengetränken auch eine Tasse Nieren-Blasen-Tee getrunken werden oder harntreibende Heilpflanzensäfte, selbst wenn ansonsten keine Beschwerden in diesem Bereich bestehen. Wer die Unterstützung der Ausscheidungsorgane beim Fasten nicht ernst nimmt, riskiert nicht nur einen geringeren Nutzen von der Fastenzeit, sondern unter Umständen auch Fastenkrisen durch Übersäuerungen wie Kopfschmerzen, Übellaunigkeit oder Gelenkbeschwerden.

Das Trinken zelebrieren

Während einer Fastenzeit viel zu trinken, ist eine gesundheitliche Notwendigkeit. Darüber hinaus bewirkt es aber noch mehr, insbesondere, wenn man aus dem Trinken ein besonderes Ereignis macht. Eine Tasse duftender Kräutertee oder ein Glas Saft von aromatischen tropischen Früchten können die Lücken füllen, die durch den Wegfall des üblichen Essens entstehen. Durch das Trinken wird der Gewohnheit Genüge getan, sich zu bestimmten Zeiten etwas einzuverleiben. Es gibt statt des sonst üblichen Essens etwas zu tun. Auch motorische und orale Bedürfnisse werden gestillt. Deshalb sollte man Fastengetränke, die man zu den Essenszeiten zu sich nehmen möchte, wie eine richtige Mahlzeit verzehren, am gedeckten Tisch, eventuell gelöffelt oder ganz bewusst Schluck für Schluck.

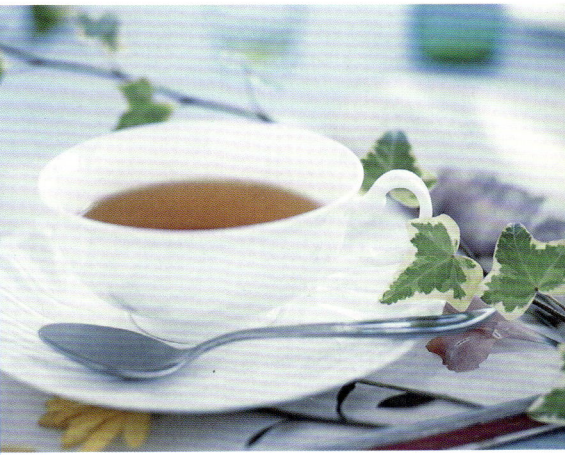

Suchen Sie sich anstelle der täglichen Mahlzeiten neue Rituale, und machen Sie z. B. Ihre Teestunde zum Ereignis.

Notwendige Darmreinigung

Nichts oder sehr wenig zu essen, ist nur eine Seite des Fastens. Eine andere sind Darmreinigungsmaßnahmen, die fester Bestandteil heutiger Soft-Fastenkuren sind. Wer fastet, sollte allmorgendlich abführende Salze (Bitter- oder Glaubersalz) einnehmen und sich, wenn möglich, Darmspülungen in Form von Einläufen oder einer Colon-Hydro-Therapie zukommen lassen.

Wer bis 70 Kilogramm wiegt, sollte mindestens drei Liter täglich trinken, ab 100 Kilogramm Körpergewicht dürfen es sogar bis zu fünf Liter Flüssigkeit sein.

55

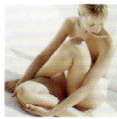

Info

Darmreinigungsmaßnahmen helfen dem Organismus dabei, einen Umstimmungsreiz zu entfalten. Sie unterstützen dadurch die Umschaltung von Nahrungsaufnahme auf Entschlacken und Entgiften.

Glaubersalz ist nach dem Alchimisten Johann Rudolf Glauber (1604–1670) benannt, der die abführende Wirkung des Salzes entdeckte. Glauber- und Bittersalz erhalten Sie in der Apotheke.

Hilfreich sind auch abführende Säfte, Heilerde und andere darmstimulierende Mittel. Eine gründliche Darmreinigung hat sich schon bei vielerlei Beschwerden bewährt und wird von Anwendern gerne als Jungbrunnen bezeichnet. Sie ist darüber hinaus gerade während des Fastens wichtig.

Bekommt der Darm keinen Nachschub, verringert er seine Aktivität. Ohne ihn zusätzlich zu stimulieren, könnten Rückstände im Darm verbleiben, die schon bald Gärungs- oder Fäulnisprozessen unterliegen würden. Reste von Gallensäuren müssen ebenfalls entsorgt werden. Auch ist es wichtig, dass der Darm an feste Entleerungszeiten gewöhnt bleibt, um nicht in seinen Reflexen nachzulassen.

Darmreinigung durch Bitterwasser

☐ 1 bis 2 Teelöffel Glauber- oder Bittersalz in 1/4 Liter lauwarmem Wasser verrühren. Zur Geschmacksverbesserung einige Spritzer Zitronensaft hinzugeben.

☐ Diese Lösung morgens nach dem Aufstehen langsam und in kleinen Schlucken trinken.

☐ Da es bald zur Darmentleerung kommt, in der Nähe einer Toilette bleiben.

☐ Frauen, die normalerweise morgens die Antibabypille nehmen, sollten die Einnahme erst drei Stunden nach dem Glaubersalztrank vornehmen – sonst ist die verhütende Wirkung nicht garantiert!

Wichtige Hinweise

Wer im Magen-Darm-Bereich besonders empfindlich ist, kann auf die Salzlösung verzichten und stattdessen einen Einlauf machen (siehe Kasten Seite 57). Bei manchen funktioniert die Darmentleerung während des Fastens bereits, indem sie auf nüchternen Magen ein kleines Glas (etwa ein achtel Liter) Sauerkrautsaft, Molke oder Buttermilch trinken.

Brottrunk saniert den Darm

Brottrunk ist ein heilkräftiges Gärgetränk, das sich bei regelmäßiger Einnahme für die Verdauungsleistung und das Darmmilieu als äußerst positiv erweist.

Grundlage ist ein Brot aus Vollkornsauerteig, das mit reinem Quellwasser versetzt wird, wodurch mit der Zeit ein Vergärungs- und Fermentierungsprozess in Gang kommt. Dabei entstehen für die Gesundheit wichtige Enzyme und Brotgetreidebakterien sowie bioaktive rechtsdrehende Milchsäure, die den Darm entgiftet sowie krank machende Pilze und Bakterien entsorgt. Das »flüssige Brot« ist ein ideales Mittel aus der Natur, um den Darm

Während der Fastenkur sollte mindestens einmal täglich ein halbes Glas Brottrunk, mit Wasser oder naturtrübem Apfelsaft verdünnt, getrunken werden. Das Getränk ist in Reformhäusern und Bioläden erhältlich.

So macht man einen Einlauf

Sie brauchen einen Irrigator mit Schlauch und Darmrohr (erhältlich in der Apotheke oder einem medizinischen Fachhaus), Fettcreme und körperwarmes Wasser.

■ Den Einlaufbehälter mit etwa einen Liter körperwarmem Wasser befüllen und an die Türklinke oder den Handtuchhalter hängen.

■ Auf einem Bein knien, der andere Fuß steht am Boden. Nach dem Einfetten des Schlauchendes und des Afters das Darmrohr vorsichtig einführen.

■ Jetzt mit beiden Beinen auf dem Boden knien und mit den Ellbogen gut abstützen.

■ Dann das Wasser langsam einlaufen lassen.

■ Für eine gründliche Reinigung sollte das Wasser für eine Weile im Darm behalten werden.

■ Nach einigen Minuten muss man zur Toilette.

■ Hinterher sind 20 Minuten Entspannung im Liegen mit einer Wärmflasche auf dem Bauch zu empfehlen.

Für eine durchgreifende Leberregeneration sind neben dem zeitweiligen Nahrungsverzicht alle Darmreinigungsmaßnahmen sowie warme Leberwickel, Kurkumawasser oder Artischockensaft hilfreich. Auch viel Ruhe und Entspannungsübungen unterstützen die Leberregeneration auf natürliche Weise.

zu sanieren. Beim Fasten hat es eine stärkende Wirkung auf die Verdauung, wodurch mehr Schlacken über den Darm ausgeschieden werden können.

Chlorella-Algen-Tabletten erhält man in Reformhäusern. Für eine durchgreifende Entgiftung sollten sie entsprechend der Packungsbeilage über die Fastendauer hinaus eingenommen werden.

Chlorella-Algen entgiften

Die Chlorella-Alge ist die Pflanze mit dem höchsten bekannten Chlorophyllgehalt und strotzt vor Vitaminen, Mineralien, Spurenelementen und essenziellen Aminosäuren. Die Zellwände der blaugrünen Mikroalgen haben die Fähigkeit, Umweltgifte wie Blei, Quecksilber, Kadmium oder Insektizide zu binden und zur Ausscheidung zu bringen. Eine erhöhte Quecksilberbelastung kann z. B. auf Amalgamfüllungen in den Zähnen beruhen. Quecksilber und andere Schadstoffe sind in der Regel fest im Bindegewebe verankert und geraten nur sehr schwer in Bewegung. Wird die Fastenkur mit der Einnahme eines Chlorella-Algen-Substrats verbunden, bestehen gute Chancen, sich dieser unerwünschten Gifte im Körper zu entledigen.

Heilerde bindet Giftstoffe im Darm

»Heilerde ist bei innerlichem Gebrauch ein vorzügliches Darmdesinfiziens, sie fördert den Stuhlgang, baut durch ihren Mineralgehalt gesundes Blut und Gewebe auf, ist billig sowie geruch- und geschmacklos«, schrieb 1922 der bekannte Fastenarzt Dr. Gustav Riedlin.

Heilerde ist ein idealer Fastenbegleiter, da sie eine überaus wirkungsvolle Entschlackungshilfe darstellt und unangenehmen Erscheinungen, die sich bei längeren Fastenkuren gelegentlich einstellen können, gut entgegenwirkt. Sie bindet beispielsweise überschüssige Magensäure und beugt dadurch Sodbrennen und Magendrücken vor. Sie zieht Fäulnis- und Gärungsgifte an sich, was der Darmreinigung dient. Sie wirkt als natürlicher Ballaststoff, wodurch die Peristaltik, die Muskelbewegungen des Darms, angekurbelt und die Ausscheidung von Schadstoffen vorangetrieben wird. Sie beugt schlechtem Atem vor, da sie auch Gerüche bindet. Darüber hinaus spendet Heilerde reichlich Mineralien und Spurenelemente. Braune Heilerde und grüne Tonerde sind qualitativ gleichwertig, wichtig ist nur der Zusatz »zur inneren Anwendung«. Während der Fastenzeit empfielt es sich, morgens oder mittags einen Teelöffel Heilerde oder grüne Tonerde (für die innere Anwendung) mit einem Glas Wasser einzunehmen. Zur nächsten Fastenmahlzeit sollte jeweils eine dreiviertel bis ganze Stunde Abstand eingehalten werden.

Die Leber regenerieren

Die wichtigsten Aufgaben der Leber sind die Nährstoffverwertung (Kohlenhydrate, Eiweiße, Fette) und der Schutz des Organismus vor Giftstoffen. Treten z. B. Darmgifte infolge von Fäulnisprozessen auf, die sich bei der Verdauung von eiweißhaltiger Kost einstellen können, werden die unerwünschten Substanzen (Phenole, Parakresole) in der Leber chemisch umgewandelt und anschließend an Basen gebunden mit dem Urin ausgeschieden. Während des Fastens muss die Leber nur wenig Nahrungsverwertung betreiben und mit jedem Tag weniger Giftstoffe neutralisieren, die über den Darm in den Körper gelangen. Das verschafft der Leber Luft, sich zu regenerieren.

So machen Sie eine Leberpackung

Eine Packung steigert die Durchblutung der Leber um 40 Prozent, was die Entgiftungsarbeit intensiviert. Man braucht lediglich eine Wärmflasche, heißes Wasser und zwei Handtücher.

■ Die einfachste Leberpackung besteht aus einer flachen, mit heißem Wasser gefüllten Wärmflasche, die rechts auf den Oberbauch gelegt wird. Danach zugedeckt ruhen.

■ Für die wirkungsvollere feuchtheiße Leberpackung taucht man ein Frottiertuch in heißes Wasser und wringt es aus, anschließend legt man sich das Handtuch rechts auf den Oberbauch. Darauf eine heiße Wärmflasche geben. Darüber kommt ein trockenes Handtuch. Man deckt sich gut zu und ruht.

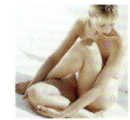

Info

Während des Fastens wird die Leber stärker gefordert als normal. Zum einen, weil aufgrund der inneren Ernährung mehr Fett im Körper umgesetzt wird, (Bildung von Azetonkörpern), und zum anderen weil das Gewebe einem tief greifenden und gründlichen Reinigungsprozess unterliegt.

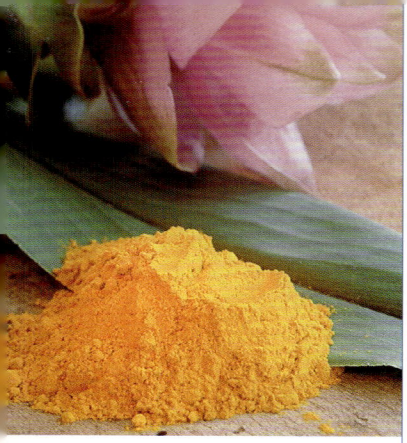

Kurkuma hat einen dezent aromatischen, pfeffrig frischen Geruch. Sein Geschmack ist scharf und bitter.

Kurkuma regt Leber und Galle an

Kurkuma oder Gelbwurz zählt zu den beliebtesten Gewürzen Asiens. Keine Currymischung kommt ohne das farbintensive, aromatische Pulver aus. Nach der indischen Lehre des Ayurveda unterstützt Kurkuma die individuelle Verdauungskraft und wirkt entschlackend auf Körper und Geist. Seine Heilkraft verdankt der »kleine Bruder des Safrans« Farbstoffen wie Kurkumin und ätherischen Ölen (z. B. Zineol). Diese Wirkstoffe regen den Gallefluss und die Leberfunktion an und helfen erfolgreich bei der Abwehr schädlicher Bakterien und Pilze in den Verdauungsorganen. Wenn in der Fastenwoche täglich ein Glas Kurkumawasser getrunken wird, verbessert sich die Darmflora und das Allgemeinbefinden.

Für ein Glas Kurkumawasser 1 gestrichenen Teelöffel Kurkumapulver in 1/4 Liter kaltes Wasser einrühren, kurz aufkochen lassen und heiß trinken.

Bewegung ist unverzichtbar

Fasten und ausreichend Bewegung sollten immer zusammengehören. Strammes Wandern, Joggen oder andere sportliche Betätigungen halten nicht nur fit und vital, sie sind speziell während des Fastens wichtig. Sie unterstützen den Organismus bei seiner Entgiftungs- und Entschlackungsarbeit. Der Gasaustausch in der Lunge wird gesteigert, die Schweißbildung angeregt, die Darmmuskulatur gestärkt und vermehrt Fett abgebaut. Blut und Gewebe werden entsäuert und gereinigt. Nicht zuletzt reduziert Sport erwiesenermaßen die Stresshormone im Blut, was beispielsweise Wutgefühle, die beim Fasten auch einmal aufkommen können, rasch in Nichts auflöst.

Die Muskeln fit halten

Solange ein Muskel in Gebrauch ist, wird er beim Fasten nicht angegriffen, d. h., die aus Eiweiß bestehende Muskelmasse wird nicht zur Energiegewinnung genutzt und von der Leber zu Kohlenhydraten abgebaut. Das ist z. B. ein Grund, warum man sich auch bei längeren Fastenzeiten keine Sorgen um den Herzmuskel machen muss, wie manchmal fälschlicherweise angenommen wird. Er ist sozusagen immer im Training und damit lange Zeit vor Abbauprozessen geschützt.

Leistungssport sollte während der Fastentage nicht betrieben werden, es sei denn, man ist daran gewöhnt. Zum Fasten passen sehr gut Ausdauersportarten wie Wandern, flottes Spazierengehen, leichte Bergtouren, Schwimmen oder Radfahren. Sie haben sich Studien zufolge besonders bei Übergewicht und Blutzuckerproblemen bewährt. Kurze schnelle Belastungen wie Sprints oder rasches Treppensteigen sollte man jedoch vermeiden, insbesondere bei einem labilen Kreislauf.

Ein intensives Herztraining durch zusätzliche Bewegung während des Fastens ist besonders Personen mit einem angegriffenen Kreislauf zu empfehlen. Wer seinen Puls regelmäßig auf Trab bringt, stärkt das Herz auch in Zeiten des Nahrungsverzichts.

Die Haut entschlacken

Der Erfolg einer Fastenkur lässt sich direkt am Zustand der Haut ablesen. Sie wird gestrafft und faltenfreier. Der Teint wird wieder strahlend und rosig. Diese Fastenwirkungen lassen sich mit einer Reihe von Maßnahmen intensivieren. Massagen und Trockenbürsten beleben den Hautstoffwechsel, helfen das Bindegewebe zu entschlacken und aktivieren die Zellneubildung.

Trockenbürsten fördert die Durchblutung, stimuliert das Drüsensystem und die Hautnerven, entfernt abgestorbene Hautschüppchen, öffnet die Poren, belebt und verjüngt. Wechselduschen wiederum bringt die Immunkräfte in Schwung und fördert die Durchblutung. Und ein, zwei Saunagänge sorgen für Tiefenfeuchte und das Abschuppen von überflüssigen Hornhautzellen.

Die Schweißbildung in der Sauna hilft darüber hinaus auch bei der allgemeinen Entgiftung, die im gesamten Organismus während des Fastens abläuft. Mit dem Schweiß verlassen auf der

Sauna

Besonders während des Fastens, wenn der gesamte Organismus auf Ausleitung eingestellt ist, stellt das Saunabaden eine vorzügliche Regenerationshilfe dar, die außerdem noch Spaß macht und entspannt. Wer jedoch mit einem schwachen Kreislauf vorbelastet ist, sollte während des Fastens nur saunabaden, sofern er daran gewöhnt ist, und auch »Profis« sollten es bei zwei Saunagängen belassen und keinen falschen Ehrgeiz entwickeln.

Hautoberfläche Kochsalz, Harnsäure, Ammoniak und sogar Umweltschadstoffe den Körper. Doch diese Mengen sind leider nur gering, da Schweiß zu 99 Prozent aus Wasser besteht. Deutlich mehr zur Entgiftung trägt bei, dass für die Produktion von Schweiß Wasser aus den Geweben gezogen wird. Darin abgelagerte Schlacken werden freigesetzt und anschließend mit dem Harn in großen Mengen ausgeschieden.

Laufen Sie morgens mit nackten Füßen im Gras. Rollen Sie die Füße ganz bewusst ab. Spüren Sie das Gras, die Erde unter Ihren Füßen. Gehen Sie eine Zeit lang auf den Zehenspitzen, anschließend nur auf den Fersen. Schlüpfen Sie danach mit noch feuchten Füßen in Baumwollsocken. Die Füße sind gleich wohlig warm.

Trockenbürstenmassage

Für die Trockenbürstenmassage benötigt man einen Luffahandschuh oder eine Naturhaarbürste und ein paar Minuten Zeit. Man bürstet in kreisenden Bewegungen immer auf das Herz zu, beginnend beim rechten Bein, dann linkes Bein, rechter Arm, linker Arm, Rücken, Bauch, Brust und Nacken. Achtung: Bei Krampfadern und ausgeprägten Besenreisern sollte man auf das Trockenbürsten verzichten.

Wechselduschen

Nach der Trockenbürstenmassage empfiehlt sich ein kalter Unterschenkelguss aus dem Schlauch (allerdings nicht länger als eine Minute) oder – für alle, die es aushalten – Wechselduschen, das mit einem kalten Guss abgeschlossen wird. Das stimuliert alle Körperfunktionen, vor allem das Drüsensystem, belebt und strafft die Haut.

Der Atem beeinflusst unser Wohlbefinden ganz wesentlich. Je natürlicher wir den Atem fließen lassen können, umso besser fühlen wir uns.

Die Lungenfunktion anregen

Neben sportlichen Aktivitäten trainieren bekanntermaßen auch alle Formen von Atemübungen unsere Lungenfunktionen. Während des Fastens sind vor allem solche Übungen zu empfehlen, die auf ein langes Ausatmen setzen. Auf diese Weise wird verstärkt Kohlendioxid ausgeschieden, und die Atemwege werden effektiv von Verunreinigungen und Verschleimungen befreit.

Den Atem beobachten

☐ Setzen Sie sich bequem in den Schneidersitz, die Schultern sind ganz locker. Schließen Sie die Augen.

☐ Atmen Sie ruhig und gleichmäßig, und folgen Sie Ihrem Atem, wie er durch den Körper strömt. Spüren Sie dem Atem nach, versuchen Sie aber nicht, ihn zu beeinflussen.

☐ Spüren Sie, wie sich beim Ein- und Ausatmen Brustkorb und Bauch heben und senken.

Yogaatmung (Pranayama)

☐ Sie sitzen im Schneidersitz oder auf einem Stuhl, die Schultern sind entspannt, der Rücken ist gerade.

☐ Halten Sie nun mit dem rechten Daumen das rechte Nasenloch zu, und atmen Sie nur durch das linke Nasenloch ein.

☐ Beeinflussen Sie die natürliche Atemgeschwindigkeit dabei nicht, sondern überlassen Sie sie ganz dem Körper.

☐ Dann mit Mittel- und Ringfinger das linke Nasenloch zuhalten und durch das rechte Nasenloch langsam ausatmen.

Sie werden beobachten, dass das Ausatmen auf ganz natürliche Weise mindestens doppelt so lange wie das Einatmen dauert. Genießen Sie jeweils einen Moment lang den entspannten Zustand des völligen Loslassens, des »Ausgeatmetseins«, bevor Sie erneut einatmen.

☐ Atmen Sie auf diese Weise, solange es Ihnen angenehm ist, aber höchstens dreimal fünf Minuten am Tag. Sie können diese Übung auch zur Entspannung am Arbeitsplatz machen.

Das Einatmen abwarten

☐ Legen Sie sich entspannt auf den Rücken. Atmen Sie aus, und zwar so lange wie möglich. Zählen Sie in Gedanken mit, es funktioniert von Mal zu Mal länger. Das Einatmen geht dann von selbst, Sie brauchen nichts dazuzutun.

☐ Dann erneut tief und lange ausatmen usw.

Tipp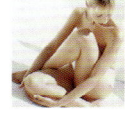

Viele Menschen atmen zu flach, was Beklemmungen und mit der Zeit sogar gesundheitliche Schäden hervorrufen kann. Atemübungen helfen, Verkrampfungen abzubauen und das innere Gleichgewicht wiederherzustellen. Die Fastenwoche ist eine günstige Gelegenheit, um mittels Atemübungen negative Atemgewohnheiten zu korrigieren.

Regelmäßige Fastenschalttage

Fastenschalttage nennt man Fastentage, die in regelmäßigen Abständen über einen längeren Zeitraum durchgeführt werden. Man nimmt an diesem Tag nur Säfte oder Molke oder Früchte zu sich, trinkt reichlich Mineralwasser und ungesüßte Kräutertees. Hinzu kommen sollte ein leichtes Bewegungsprogramm, Entspannungsübungen sowie verschiedene ausleitende Maßnahmen wie Trockenbürsten oder Sauna.

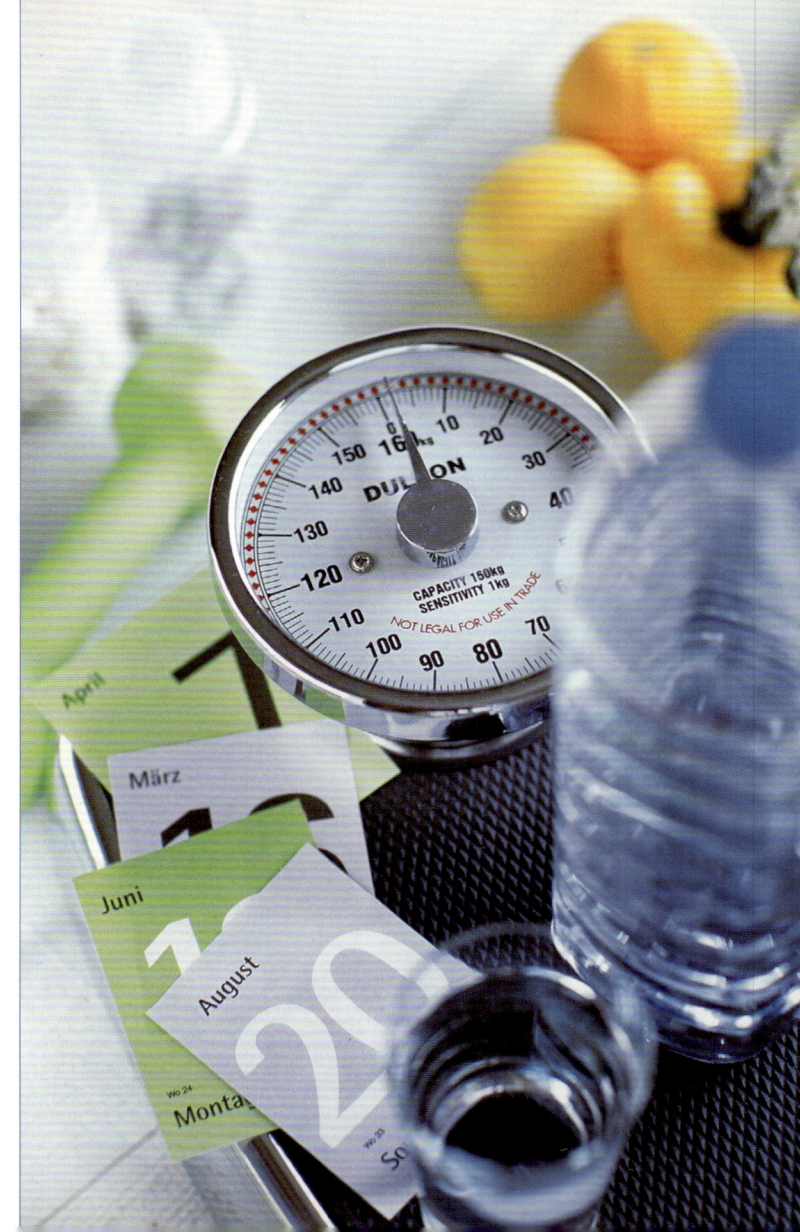

Die Wiederholung macht's

Wir sind tagsüber aktiv und nehmen Lebensmittel zu uns, in der Nacht regeneriert der Körper, und wir führen ihm keine Nahrung zu. Dieser Rhythmus ist für uns so selbstverständlich, dass niemandem wirklich bewusst ist, dass jeder 24-Stunden-Tag auch acht bis zehn Stunden Fastenzeit beinhaltet. Die Energie, die der Körper während der Nachtruhe für Atmung, Kreislauf und Stoffwechsel benötigt, gewinnt er aus seinen Reserven.

Fasten als festes Ritual

Bei einem einzelnen Fastentag wird die nächtliche Nahrungspause über den nächsten Tag hinaus ausgedehnt und der Organismus bleibt (noch von seinem nächtlichen Rhythmus) umgeschaltet auf den Abbau von körpereigenen Energiedepots. Dadurch wird der Fettabbau gefördert, und Entschlackungsprozesse werden angeregt.

Ein einzelner Fastentag entlastet zwar, bringt aber noch keine wirklich gründlichen und tief greifenden Reinigungserfolge. Wenn aber über einen längeren Zeitraum hinweg in gleichmäßigen Abständen jeweils einen Tag lang gefastet wird, verstärkt sich die Wirkung durch die Wiederholung deutlich.

Öfter mal einen Fastenschalttag einlegen

Idealerweise legt man alle ein bis zwei Wochen einen Fastenschalttag ein, weniger als einmal im Monat sollte es nicht sein. Es ist günstig, hierfür stets den gleichen Wochentag zu wählen. Die Ritualisierung erleichtert das Einhalten. Freitag oder Montag bieten sich an, weil man sich am Wochenende erfahrungsgemäß eher reichhaltig ernährt, da jetzt einfach mehr Zeit zum Kochen ist und es im Kreis von Familie und Freunden besonders gut schmeckt. Berufstätige könnten z. B. einmal pro Monat ein

Wer sich eine ganze Fastenwoche noch nicht zutraut, der beginnt mit regelmäßigen Fastentagen, am besten einmal pro Woche. Gemeinsam mit dem Partner ist es leichter, die notwendige Disziplin aufzubringen, und gemeinsam kann man sich auch mehr über den Erfolg freuen.

Spezielle Darmreinigungsmaßnahmen sind für einen einzelnen Fastentag nicht nötig.

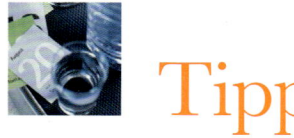

Tipp

Halten Sie sich Ihren Fastentag möglichst frei von jeg-
lichen Terminen und Ver-
pflichtungen. Ihr Körper und
auch Ihre mentale Befind-
lichkeit werden es Ihnen
danken, wenn Sie sich so
weit wie möglich Ruhe und
Entspannung gönnen.

Sauerstoff und Bewegung
helfen dem Körper, Giftstoffe
abzubauen und abzutransportieren, und sind außerdem gut
für ein starkes Immunsystem.

Fastenwochenende einlegen. Dann gilt das gleiche Programm wie für einen Fastenschalttag, nur an zwei Tagen nacheinander. Regelmäßige Fastenschalttage empfehlen sich in erster Linie, um erhöhte Blutfett- und Blutdruckwerte zu senken, Stoffwechsel und Organe zu entlasten und das Gewicht konstant zu halten. Mit der Zeit wird der Organismus mild entgiftet und das Immunsystem gestärkt. Ständig wiederkehrende Fastentage können auch bei chronischen Erkrankungen sinnvoll sein, wenn eine längere Kur nicht möglich ist.

So bereiten Sie sich vor

☐ Wählen Sie im Kapitel »Typgerechtes Fasten« (siehe Seite 34ff.) eine Fastenmethode, die Ihnen zusagt, und kaufen Sie die entsprechenden Fastenspeisen und Getränke ein. Den Speiseplan für das Tee-Säfte-Fasten finden Sie ausführlich im Kapitel »Die Fastenwoche in eigener Regie« (ab Seite 70).

☐ Wenn Sie den Tag von beruflichen und privaten Verpflichtungen freihalten, wird Ihnen Ihr Körper dies danken. Der Erho-

Wellness für Körper und Seele

Mit einfachen Entspannungsübungen, Massagen, Aromaölen oder auch mit Ihnen angenehmer Musik können Sie während Ihrer Fastenzeit viel für Ihr Wohlbefinden tun.

■ Ein heißes Bad mit ätherischen Ölen: Zum Entspannen eignen sich z. B. einige Tropfen Agarholz- oder Rosenöl im Badewasser, Vanille sorgt für gute Laune, und Limette macht den müden Geist wieder munter.

■ Mit autogenem Training oder Meditationsübungen den Alltag hinter sich lassen und die Harmonie zwischen Körper, Seele und Geist herstellen.

■ Verwöhnmassage – doppelt schön mit ätherischen Ölen und wenn der Partner Hand anlegt.

lungs- und Regenerationseffekt wird dadurch um ein Vielfaches gesteigert. Fastenschalttage lassen sich aber auch gut in den Berufsalltag integrieren.

So kann ein Fastenschalttag aussehen

Mit den folgenden Vorschlägen können Sie sich einen Fastentag ganz nach Ihren persönlichen Vorstellungen und Bedürfnissen einrichten. Neben dem körperlichen Aspekt des Fastens sollte auch die Seele nicht zu kurz kommen. Tun Sie sich etwas Gutes, indem Sie ein gutes Buch lesen, Musik hören oder einfach die Seele baumeln lassen.

Morgens im Bett
Dehnen und strecken Sie sich ausgiebig, das stärkt die Gelenke und erwärmt die Muskulatur. Fünf Minuten Rad fahren in der Luft, abwechselnd vorwärts und rückwärts – das macht fit fürs Aufstehen.

Nach dem Aufstehen
Wiegen Sie sich, und tragen Sie Ihr Gewicht in eine Tabelle ein. Wenn man verfolgen kann, wie das Gewicht gehalten oder sogar reduziert wird, wirkt das ungemein motivierend, und es ist gleich viel einfacher, den Fastenschalttag konsequent als festes Ritual in den normalen Alltag zu integrieren.

Vor dem Frühstück
Eine Trockenbürstenmassage belebt und steigert den Schlackenabfluss von Blut und Lymphe. Beim Massieren immer in kreisenden Bewegungen auf das Herz zu bürsten. Anschließend erst warm, dann kalt duschen und leicht abtrocknen. Um die Haut mit der notwendigen Feuchtigkeit zu versorgen, ein gutes Körperöl (mit Jojoba oder Aloe vera) einmassieren.

Trinken Sie 50 Milliliter Sauerkrautsaft oder den auf Seite 41 beschriebenen Heilpflanzencocktail, um die Verdauung anzukurbeln.

Bei Krampfadern und ausgeprägten Besenreisern sollten Sie auf das Trockenbürsten der Beine verzichten.

Frühstück

Trinken Sie als Erstes ein halbes Glas Brottrunk, mit Wasser verdünnt, danach ein bis zwei Tassen anregenden Rosmarintee oder dünnen Matetee mit Zitrone. Zum »Essen« gibt es die von Ihnen gewählte Fastenspeise bzw. das Fastengetränk.

Nach dem Frühstück

Machen Sie einen ausgedehnten Spaziergang an der frischen Luft, oder treiben Sie ein wenig Sport. Anschließend gibt es Mineralwasser oder ungesüßten Kräuter- oder Früchtetee. Spezielle Fastentees aus dem Reformhaus unterstützen die Entschlackung und Entsäuerung des Körpers. Etwa eine Stunde vor dem Mittagessen nehmen Sie einen Teelöffel Heilerde ultrafein oder grüne Tonerde mit einem Glas Wasser ein.

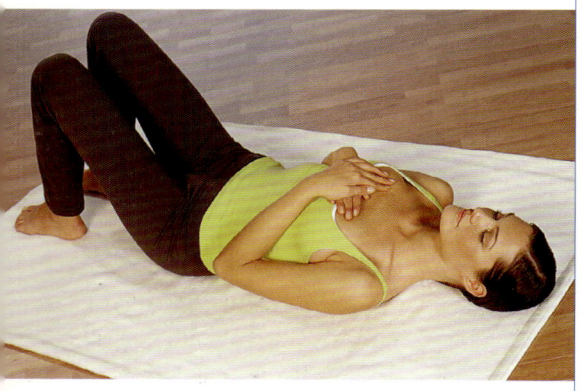

Integrieren Sie während Ihrer Fasten-kur Entspannungsübungen in Ihren Tagesablauf. Das fördert den Entgif-tungsprozess von Körper und Seele.

Mittagessen

Essen oder trinken Sie die von Ihnen gewählte Fastenspeise. Wer etwas Warmes möchte, verzehrt eine am besten frisch zubereitete, klare Basenbrühe (siehe Seite 79). Dazu gibt es wieder Wasser oder Tee.

Mittagsruhe

Gönnen Sie sich etwas Ruhe, und legen Sie sich aufs Sofa oder ins Bett. Eine Wärmflasche auf dem Bauch unterstützt die Ent-giftungsleistung der Leber. Nach dem Aufstehen sollten Sie etwas Kurkumawasser, Mineralwasser oder Tee trinken.

Wer sich erschöpft fühlt, süßt sein Getränk mit einen halben Teelöffel Honig.

Nachmittags

Trinken Sie zwischendurch immer wieder Mineralwasser, in jedem Fall, wenn sich der Appetit meldet. Trinken Sie mehr, als der Durst verlangt. Wenn es die Jahreszeit erlaubt, können Sie ein Sonnenbad (am besten im Halbschatten eines Baumes) nehmen. Bei kühlen Temperaturen wäre ein Saunabesuch ideal, um den Körper zu entgiften, zu entspannen und die Abwehrkräfte zu stärken.

Abendessen

Nehmen Sie wieder die von Ihnen gewählte Fastenspeise zu sich. Trinken Sie entweder davor oder danach 50 Milliliter Heilpflanzensaft Ihrer Wahl oder den auf Seite 41 beschriebenen Heilpflanzencocktail.

Abendprogramm

Gönnen Sie sich einen erholsamen Abend ohne aufregenden Film oder anstrengende Diskussionen. Vielleicht nehmen Sie ein Schönheitsbad, machen Entspannungsübungen (Yoga, Qi Gong, autogenes Training), lesen, hören ruhige Musik. Auf jeden Fall sollte man Alkohol und Nikotin meiden und früh zu Bett gehen. Vor dem Schlafengehen sorgt eine Tasse Beruhigungstee (Baldrian, Melisse) oder entsprechender Heilpflanzensaft für einen tiefen Schlaf.

Hören Sie auf Ihre Bedürfnisse

Gönnen Sie sich insgesamt so viel Ruhe wie möglich, und lassen Sie auch Ihren Gefühlen, wenn sie sich melden, freien Lauf. Das Fasten dient immer auch der Besinnung auf die ureigenen Bedürfnisse und ist nicht zuletzt auch ein ganz persönlicher Prozess der Selbstfindung.

Keinesfalls sollten Sie eine Krise zum Anlass nehmen, das Fasten abzubrechen. Nehmen Sie es vielmehr als eindeutigen Hinweis, dass Ihr Körper die Reinigungsprozedur sehr nötig hat. Nur wenn sich Missempfindungen zu regelrechten Beschwerden auswachsen und nach ein bis zwei Tagen nicht abklingen, sollten Sie nicht zögern, einen fastenerfahrenen Arzt zu konsultieren.

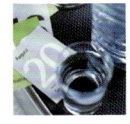

Tipp

Als kurbegleitende Maßnahme bietet sich das Trockenbürsten an. Es ist nicht besonders zeitintensiv, verbessert aber die Hautatmung und begünstigt so die Ausscheidung von Giftstoffen über die Haut. Bürsten Sie Ihren Körper morgens und abends mit einer Naturhaarbürste oder einem Luffahandschuh.

Die Fastenwoche
in eigener Regie

Eine moderne Fasten-
woche im Stil des Soft-
Fastens ist abwechslungs-
reich und vergleichsweise
einfach durchzuführen.
Sie ist die ideale Methode,
um überflüssigen Ballast
abzustoßen, um sich
körperlich und geistig zu
regenerieren. Eine Fastenwoche verjüngt, schenkt
neue Ausstrahlung und
Vitalität und stärkt das
Selbstvertrauen. Das
Immunsystem wird
gestärkt, und leichtere
Beschwerden werden
erfolgreich kuriert.

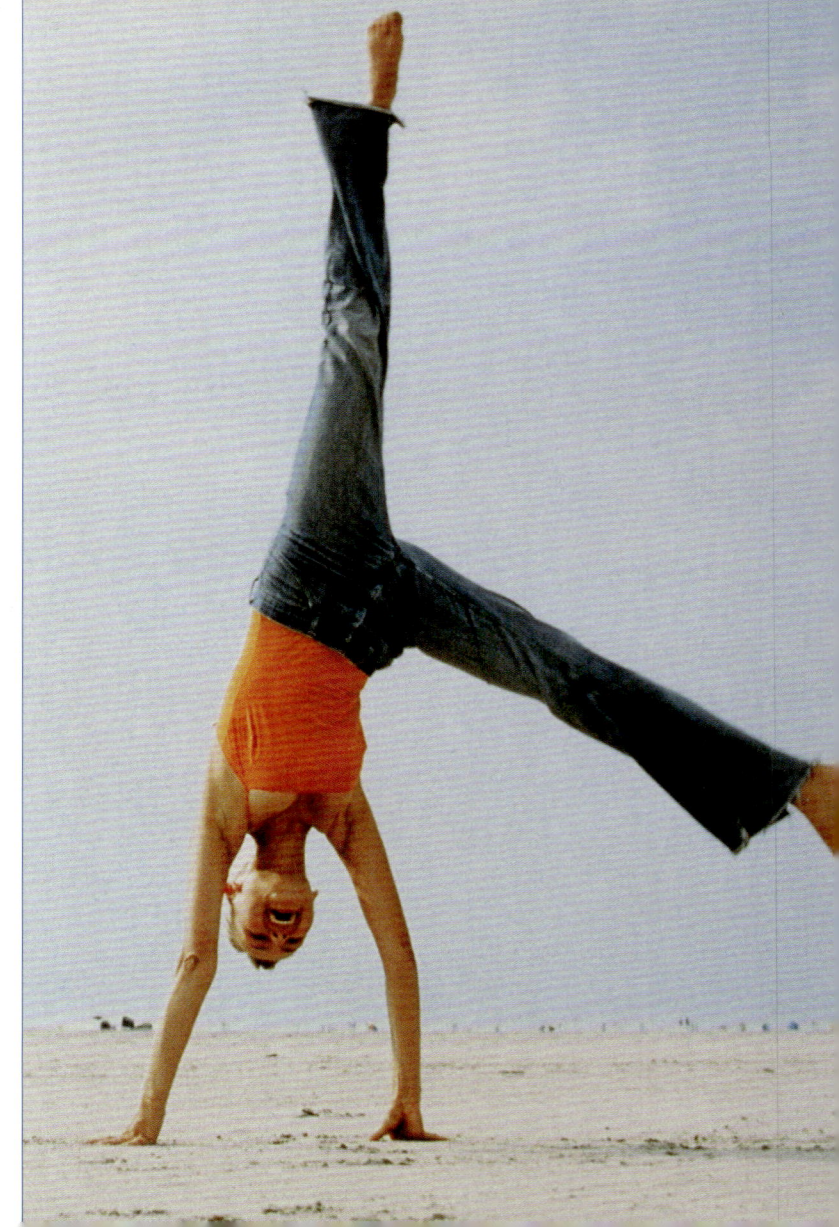

Überlegungen im Vorfeld

Freuen Sie sich auf die Kur, denn es geht dabei um Sie ganz persönlich, um Ihre Gesundheit und Ihr Wohlbefinden. Bei etwaigen Zweifeln empfiehlt sich ein Blick auf die Liste der Fastenziele. Wenn man weiß, wofür man etwas tut, fällt es auf jeden Fall leichter.

Der richtige Zeitpunkt

Für viele Menschen ist das Frühjahr der Wunschtermin für eine Fastenkur, weil sie im Winter, in der eher bewegungsarmen Zeit, an Gewicht zugenommen haben. Auch hilft die Kur dem Organismus bei der Umstimmung von der kalten auf die warme Jahreszeit, die mit einer ganzen Reihe von Veränderungen im Stoffwechselgeschehen einhergeht.

Die Voraussetzungen, um eine Fastenwoche in eigener Regie durchzuführen, sind bei den meisten Menschen gegeben. Für Fastenwillige gibt es nur ganz wenige Einschränkungen.

Im Frühling fasten

Nach Otto Buchinger ist das Frühjahr vor allem für Menschen, die ein inniges Verhältnis zur Natur haben, der beste Zeitpunkt für eine Fastenkur. Wenn die Natur zu neuem Leben erwacht und allenthalben junges, frisches Grün sprießt, wächst bei ihnen das Bedürfnis, Körper und Geist zu klären und zu erneuern.

Grundsätzlich empfinden es die meisten Menschen als angenehmer, in den wärmeren Jahreszeiten zu fasten und nicht im Herbst oder Winter. Wenn es warm ist, hat man ohnehin das Bedürfnis nach leichten Mahlzeiten oder auch nur nach Getränken. Nur für Übergewichtige kann auch der Winter eine optimale Fastenzeit sein, da sie über ausreichend Nahrungsreserven verfügen, um Minusgrade plus Fasten gut verkraften zu können, ohne übermäßig zu frieren.

Kleine Einschränkungen

Nur unter ärztlicher Aufsicht fasten sollte

- Wer sich nicht gesund fühlt
- Wer in ärztlicher Behandlung ist
- Wer chronisch krank ist
- Wer regelmäßig Medikamente einnimmt

Für alle, die sich am Mondkalender orientieren, gilt der Grundsatz: Bei abnehmendem Mond soll mit einer Fastenkur begonnen werden. Neumond ist der richtige Zeitpunkt, um die Kur zu beenden und einen Neubeginn zu starten.

Wofür es sich zu fasten lohnt

- Allgemeine Gesundheitsvorsorge
- Verbesserung der Laborwerte
- Steigerung des Wohlbefindens
- Revitalisierung
- Gewichtsabnahme
- Leichte Gesundheitsstörungen kurieren
- Mit krank machenden Ernährungsgewohnheiten brechen
- Mit sich ins Reine kommen
- Erweiterung des seelisch-geistigen Erfahrungshorizonts
- Innere Ausgeglichenheit

Fasten im Büro

Das Kurzprogramm der Fastenkur kann man selbstverständlich auch machen, während man seinem Beruf nachgeht. Manche ziehen diese Variante sogar vor, da sie abgelenkt sind und nicht ständig ans Essen denken müssen. Berufstätige sollten aber einkalkulieren, dass sie an den Fastentagen manchmal gereizt und unkonzentriert sein können oder sich vorübergehend ein bisschen schlapp fühlen. Außerdem sollte man morgens wegen der Darmreinigungsmaßnahmen nicht allzuschnell aus dem Haus müssen.

Nicht im Alltag fasten sollte, wer beruflich stark beansprucht ist, Maschinen bedient oder unmittelbar Verantwortung für andere trägt, wie z. B. Fluglotsen, Artisten, Busfahrer, Piloten.

Auf jeden Fall ist es bequemer und der Fastenerfolg weitaus größer, wenn man die sieben Kurtage frei von Verpflichtungen hält. Man hat mehr Zeit, seinen körperlichen Bedürfnissen nachzugeben, Sport zu treiben, sich in der Sauna zu entspannen, seinen Gedanken nachzuhängen und einmal in Ruhe Zeit mit sich selbst zu verbringen.

Üblicherweise sollte die Fastenwoche einmal jährlich durchgeführt werden, aber auch einmal pro Halbjahr oder sogar öfter wird von vielen als angenehm empfunden.

Mit oder ohne Partner?

In Gesellschaft fällt Fasten leichter. Daher ist es grundsätzlich sinnvoll, mit dem Partner oder der Partnerin, Freunden oder Kollegen gemeinsam zu fasten. Auch Volkshochschulen, Krankenkassen oder Kirchengemeinden bieten Fastenkurse mit theoretischer und praktischer Fastenführung und allabendlichen Treffen an.

Das Fastenprotokoll

Es hat sich als positiv erwiesen, während des Fastens ein Tagebuch zu führen, das so genannte Fastenprotokoll. Erst durch das Niederschreiben nehmen flüchtige Gefühle, vage Gedanken, Wünsche, Träume und Hoffnungen konkret Gestalt an. Natürlich können sich auch unangenehme Empfindungen oder Verdrängungen anmelden. Jetzt ist eine günstige Gelegenheit, sich damit auseinander zu setzen. Das Tagebuch ist hierbei eine wichtige Stütze.

Aus diesem Protokoll kann man Rückschlüsse auf die persönlichen Lebensumstände, die Ernährungsweise oder das Verhältnis zum eigenen Körper ziehen. Die Gedanken in diesen Tagen sind von unerwarteter Klarheit. Viele Erkenntnisprozesse beginnen während des Fastens, und mit etwas Glück lässt sich später etwas daraus machen. Nehmen Sie sich daher Zeit für die Auseinandersetzung mit sich selbst. Das Fastenprotokoll ist dabei eine wichtige Hilfe.

Was im Fastenprotokoll steht

☐ Die Gründe, die zum Fasten bewogen haben
☐ Die täglichen Mahlzeiten und Getränke
☐ Der Tagesverlauf mit den Ereignissen, persönlichen Eindrücken, Erfahrungen, Gefühlen und Träumen, auch Zweifeln und Ängsten

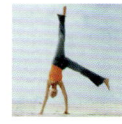

Tipp

Wer fastet, sollte sich gut überlegen, wen er in seine Pläne einweihen will, denn gut gemeinte Tipps und Ratschläge aus dem Bekanntenkreis führen eher zur Verunsicherung als zur Motivation. Auf jeden Fall aber sollte die Familie Bescheid wissen. Vielleicht kann man es ja so arrangieren, dass, wer fastet, zumindest nicht kochen muss.

- ☐ Das tägliche Gewicht
- ☐ Die persönlichen Erfahrungen mit dem Fasten – was ist leicht bzw. weniger leicht gefallen?
- ☐ Welche Probleme sind aufgetreten?

Das erwartet Sie

Die folgende siebentägige Kurzfastenkur umfasst einen Entlastungstag mit leichter, vegetarischer Kost, an dem der Körper auf die Fastenzeit eingestimmt wird. Es schließen sich drei Trinktage an, an denen man nur Flüssiges zu sich nimmt. Im Programm folgen dann drei Aufbautage, in denen die Verdauung angekurbelt und der Organismus langsam wieder auf vollwertige Ernährung umgestellt wird.

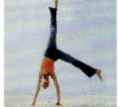

Info

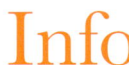

Der Entlastungstag ist wichtig für Körper und Seele. Beide müssen sich erst an die veränderte Nahrungszufuhr gewöhnen, ähnlich der Aufwärmphase vor dem Sport.

1. Tag – am Entlastungstag zur Ruhe kommen

Der Entlastungstag ist ein Umstellungstag nicht nur für den Körper, sondern auch für die Seele. Man verändert die Ernährung, isst möglichst einfach und möglichst wenig und stimmt den gesamten Organismus auf die Fastentage ein.

Wichtig ist aber auch eine gedankliche Umstellung. Versuchen Sie, sich vom Alltag zu lösen. Gestatten Sie sich, Sie selbst zu sein. Das klappt meistens nicht auf Anhieb. Aber machen Sie einen Anfang, indem Sie richtig ausschlafen, sich bewegen, meditieren oder Ihre Hobbys pflegen. Leichte Gartenarbeit ist gut für den Kreislauf und stabilisiert das Nervensystem.

Am Entlastungstag zu beachten

Für den ersten Tag der Fastenkur sollten Sie gut vorbereitet sein, um eventuelle Anlauf- und Motivationsschwierigkeiten von vornherein zu vermeiden.

Menüvorschläge für den Entlastungstag

■ **Morgens** Obst, Obstsalat mit Knäckebrot oder Bircher Müsli

■ **Mittags/abends** Rohkost aus Blattsalaten, geraspelten Karotten etc., rohem Sauerkraut, angemacht mit Öl, Zitrone, Kräutern und Gewürzen. Dazu Pellkartoffeln oder Vollwertreis

■ **Morgens** 3 EL Milchreis oder Haferflocken, in (fettarmer) Milch gekocht, mit Süßstoff und Zimt gewürzt, dazu gedünstete Äpfel, Apfelmus, frisches Obst oder Dosenfrüchte (ohne Zucker)

■ **Mittags** Pellkartoffeln mit Kräutern und Hefeflocken, dazu gedünstetes Gemüse, z. B. Tomaten, Karotten oder Chicoree

■ **Abends** wie morgens

■ **Morgens** Birchermüsli

■ **Mittags** Gemischter Salat, Kümmelkartoffeln, Kräuterquark

■ **Abends** Milchreis mit Früchten, Knäckebrot

■ **Morgens** Haferflockenbrei mit Süßstoff und Zimt, Birnenkompott

■ **Mittags** Pellkartoffeln und gedünstete Tomaten mit frischen Kräutern

■ **Abends** Kartoffelbrei mit Ratatouille (gedünstete Auberginen, Zucchini, Tomaten, Gewürze und Kräuter)

Erfüllen Sie den Großteil Ihres täglichen Trinksolls am besten bis spätestens 20 Uhr. So vermeiden Sie es, in der Nacht öfter aufstehen zu müssen.

Speisen und Getränke

☐ Essen Sie möglichst wenig und einfach. Obst und Gemüse (entweder roh oder kurz gedünstet), Reis und Kartoffeln sollten im Vordergrund stehen – dazu Quark, Joghurt, Knäcke- oder Vollkornbrot.

☐ Verzichten Sie auf Fleisch und Wurst, damit an den folgenden Fastentagen nicht Reste tierischen Eiweißes im Darm verbleiben, was Fäulnisprozesse fördern würde.

Sie können sich den Speiseplan nach Ihren eigenen Wünschen, jedoch unter Berücksichtigung der nebenstehenden Punkte zusammenstellen.

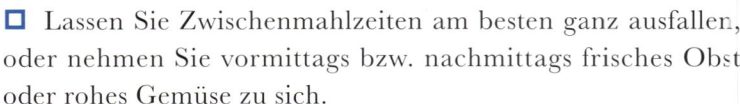

☐ Lassen Sie Zwischenmahlzeiten am besten ganz ausfallen, oder nehmen Sie vormittags bzw. nachmittags frisches Obst oder rohes Gemüse zu sich.

☐ Essen Sie nur, wenn Sie wirklich Hunger haben. Nehmen Sie Ihre Mahlzeiten in aller Ruhe ein, und kauen Sie gründlich. Hören Sie auf zu essen, sobald Sie ein leichtes Gefühl der Sättigung verspüren.

☐ Trinken Sie 2,5 bis 3 Liter am Tag – kohlensäurearmes Mineralwasser, Kräutertee ohne Zucker, verdünnte Obst- und Gemüsesäfte.

Äpfel enthalten ungeheuer viele Vitamine und Spurenelemente. Besonders reich an Pektin sind sie das reinste Ballaststoffwunder, das reinigend und entgiftend auf den Organismus wirkt.

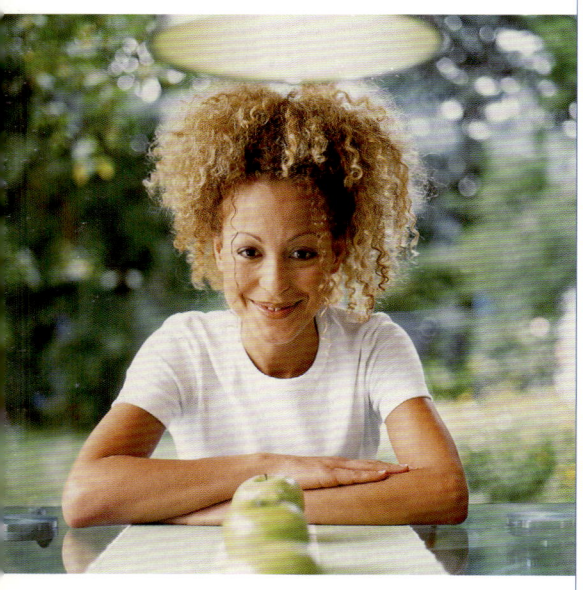

Bewegung

☐ Gehen Sie mindestens 1 bis 2 Stunden spazieren, oder bewegen Sie sich auf andere Weise an der frischen Luft (Tennis, Radfahren, Walking, Joggen, Gartenarbeit).

Reinigung

☐ Verzehren Sie am Entlastungstag 2- bis 3-mal 1 Teelöffel Leinsamen, verrührt in 1 Magermilchjoghurt oder 1 Glas Buttermilch. Leinsamen regt die Verdauung an, bindet Giftstoffe im Darm und fördert durch den hohen Ballaststoffanteil deren Ausscheidung.

☐ Trinken Sie 1-mal täglich 1/2 Glas Brottrunk, verdünnt mit Wasser.

☐ Nehmen Sie 1 Stunde vor oder nach einer Mahlzeit 1 Teelöffel Heilerde oder grüne Tonerde mit Wasser ein.

☐ Trinken Sie 2-mal täglich den Heilpflanzencocktail von Seite 41 oder jeweils 50 Milliliter Heilpflanzensaft Ihrer Wahl.

☐ Nehmen Sie 3-mal täglich Basenpulver ein, das wirkt sich günstig auf den Säure-Basen-Haushalt aus.

2., 3., 4. Tag – die Fastentage

An den nun folgenden drei Fastentagen, wie sie hier vorgestellt werden, wird dem Körper ausschließlich flüssige Nahrung zugeführt. Sie können aber selbstverständlich auch im Kapitel »Typgerechtes Fasten« (siehe Seite 34ff.) eine andere Fastenmethode auswählen (z. B. das Suppen-, Obst- oder Milch-Semmel-Fasten) und sich den entsprechenden Speiseplan selbst zusammenstellen. Dies gilt aber nur für die Speisenfolge, alle anderen Kurhinweise sollten gleichermaßen berücksichtigt werden.

Der Trinkplan für die drei Fastentage

Nach dem Aufstehen

☐ Zur Darmreinigung 1 Glas Mineralwasser mit 1 Teelöffel Bitter- oder Glaubersalz trinken, (alternativ 1/8 Liter Sauerkrautsaft, Molke oder Buttermilch trinken), oder Sie machen einen Einlauf (siehe Seite 56f.)

☐ 1 Tasse ungesüßter Pfefferminztee

Zum Frühstück

☐ 1/2 Glas Brottrunk, mit etwas Wasser verdünnt

☐ 2 Tassen Kräutertee (Rosmarin, Melisse, Pfefferminze, Malve, Ginseng), nach Belieben mit 1 Teelöffel Honig gesüßt, oder alternativ 2 Tassen dünner Schwarztee mit einigen Spritzern Zitronensaft

☐ Heilpflanzencocktail (siehe Seite 41) oder 50 Milliliter Heilpflanzensaft Ihrer Wahl

Einkaufszettel für die reinen Trinktage

Das haben Sie vermutlich zu Hause
Zitrone, Honig, schwarzer Tee, Vollmeersalz, Kartoffeln, Gewürze (Lorbeerblätter, Wacholderbeeren, Pfefferkörner, Pimentbeeren)

Das müssen Sie noch besorgen
■ Obst und Gemüse zum Saftpressen oder entsprechend hochwertige Säfte
■ Reichlich Mineralwasser
■ Gemischtes Gemüse und frische Kräuter für die Fastenbrühe

Aus dem Reformhaus oder der Apotheke
■ Glauber- bzw. Bittersalz
■ Heilpflanzensäfte
■ Brottrunk
■ Kräutertees (verschiedene Sorten)
■ Heilerde ultrafein oder grüne Tonerde
■ Eventuell Sauerkrautsaft, Molke oder Buttermilch
■ Eventuell Basenpulver
■ Vitam Hefewürze

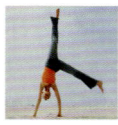

Tipp

Alle Fastengetränke nimmt man mit einem Löffel zu sich, kaut jeden Bissen wie alten Wein und schmeckt ihn gut aus. Die Speichelbildung im Mund wird dadurch angeregt und die Flüssigkeit kann vom Verdauungssystem optimal verwertet werden. Wenn man Getränke auf diese Weise »isst«, sättigen sie fast genauso wie eine feste Speise.

Vormittags

☐ 2 Gläser Mineralwasser oder 2 Tassen ungesüßten Kräuter- bzw. Früchtetee

☐ 1 Stunde vor dem Mittagessen 1 Teelöffel Heilerde ultra- fein oder grüne Tonerde auf 1 Glas Wasser

Mittagessen

☐ 1/2 Liter Basenbrühe (siehe Seite 79) oder alternativ 1/8 Liter frischer Gemüsesaft mit 1/8 Liter natürlichem Mine- ralwasser gemischt

Nachmittags

☐ 2 Tassen Kräuter- oder Früchtetee mit Zitrone verfeinert und 1/2 Teelöffel Honig gesüßt

Das dürfen Sie trinken

Zwischen den Mahlzeiten

■ Mineralwasser, mehr als der Durst verlangt, mindestens jedoch 2 Liter am Tag.

Zu den Mahlzeiten

■ Am besten sind frische Obst- und Gemüsesäfte aus eigener Pressung. Fertig gekaufte Säfte sollten naturbelassen und ohne Zuckerzusatz sein.

■ Wer die Fastenbrühe nicht selbst zubereiten möchte, kann auf klare Gemüsebrühe in Würfeln aus dem Reformhaus zurückgreifen.

■ Ein Heilpflanzencocktail aus 2 Esslöffeln Artischockensaft, 2 Ess- löffeln Brennnesselsaft, 2 Esslöffeln Kartoffelsaft, 6 Esslöffeln Tomatensaft, Gemüsesaft oder FasToFit 2-mal täglich getrunken, unterstützt das Fasten optimal.

■ Wer sich schlapp fühlt, trinkt als Zwischenmahlzeit 1 Tasse Buttermilch.

Abendessen

☐ 1/8 Liter Obst- oder Gemüsesaft, verdünnt mit 1/8 Liter Mineralwasser, oder alternativ 1 Teller Basenbrühe (Rezept siehe unten)

☐ Heilpflanzencocktail von Seite 41 oder 50 Milliliter Heilpflanzensaft Ihrer Wahl

Vor dem Schlafengehen

☐ 1 Tasse ungesüßten Beruhigungstee (Baldrian, Melisse oder Johanniskraut)

Mittags warme Basenbrühe

Die Basenbrühe, eine klare Gemüsebrühe ohne Suppeneinlagen, ist einer der Grundbestandteile des Fastenplans. Man isst normalerweise mittags einen Teller, darf aber auch abends oder zwischendurch etwas davon naschen, denn die Basenbrühe hat fast keine Kalorien, liefert dem Organismus aber wichtige Vitamine, Mineralstoffe und Spurenelemente.

Die fertige Brühe hält sich im Kühlschrank vier bis fünf Tage. Sie lässt sich jedoch auch gut auf Vorrat kochen und dann einfrieren. Auf diese Weise haben Sie bei Bedarf immer etwas Basenbrühe zur Verfügung.

Rezept Basenbrühe (für 2 Liter)

Das Gemüse gründlich waschen und in kleine Stücke schneiden. Einen großen Topf mit 1 Liter kaltem Wasser aufsetzen und mit dem klein geschnittenen Gemüse zum Kochen bringen. Kräuter (beispielsweise Petersilie, Dill, Kerbel und Thymian) und Gewürze hinzufügen. Die Suppe einmal kurz aufkochen und dann etwa 60 Minuten bei mittlerer Hitze leise kochen lassen. Zum Schluss die Brühe durch ein feines Sieb oder Leintuch abgießen. Mit wenig Meersalz und etwas Hefewürze abschmecken.

Während des Fastens braucht der Körper für gewöhnlich weniger Schlaf als sonst. Lassen Sie sich dadurch nicht verführen, zu Schlafmitteln zu greifen.

2 kg gemischtes Gemüse (Kartoffeln, Möhren, Sellerieknollen, Rote Bete, Fenchel, Petersilienwurzel, Spargel, Brokkoli, Zucchini etc., aber keine blähenden Gemüse wie Lauch, Zwiebeln, Kohl, Wirsing, Kohlrabi), 2 Bund frische Gartenkräuter, 1 Lorbeerblatt, 1 Prise geriebene Muskatnuss, 2 Pimentbeeren, 3 Wacholderbeeren, 3 Pfefferkörner, Vollmeersalz, Vitam Hefewürze

Vorschläge für die Tagesplangestaltung

Wer tagsüber an Schwarztee oder Kaffee gewöhnt ist, wird vielleicht etwas müder sein als sonst. Die Schläfrigkeit lässt sich allerdings mit etwas Bewegung an der frischen Luft schnell vertreiben. Und wer friert, packt sich gut ein.

Morgens

Wiegen und Gewicht notieren, Morgengymnastik oder Morgenlauf, Trockenbürstenmassage, Wechselduschen

Vormittags

1 bis 2 Stunden zügig spazieren gehen, wandern oder andere sportliche Betätigung, wenn es die Jahreszeit und das Wetter erlauben, ein Sonnenbad.

Mittags

Ruhe und Wärme unterstützen die Entgiftungsarbeit der Leber: daher nach der Mahlzeit Mittagsruhe mit Leberpackung (siehe Seite 59); danach eventuell Kurkumawasser trinken.

Nachmittags

Spazieren gehen, wandern, Rad fahren etc. oder ein Saunabesuch mit höchstens 2 Saunagängen. Wenn Sie die Möglichkeit zu einer Massage haben, nutzen Sie sie!

Abends

Leichte, angenehme Lektüre, Entspannungsübungen, vielleicht ein Treffen mit anderen Fastern zum Erfahrungsaustausch, Fastenprotokoll führen. Wenn Fernsehen, dann Aufbauendes oder Lustiges ansehen, z. B. Komödien, nichts Problematisches.

Wichtig: Achten Sie darauf, die Antibabypille erst drei Stunden nach der Darmreinigung einzunehmen. Die Wirkung ist sonst nicht mehr garantiert!

Am ersten Fastentag – Ballast abwerfen

Der erste Fastentag beginnt mit einer gründlichen Darmreinigung. Durch das Trinken des Bitterwassers kommt es zur Darmentleerung. Bei Reizmagen oder Reizdarm und bei starker Abneigung gegen die Salzlösung ist ein Einlauf vorzuziehen. Die Ausleitungsprozedur ist praktisch der Startschuss für den

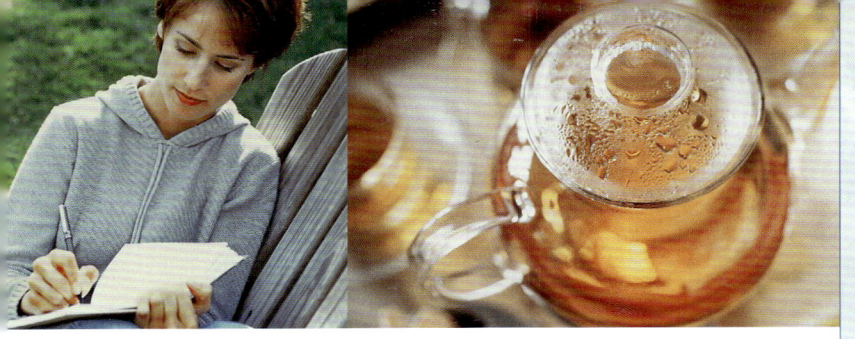

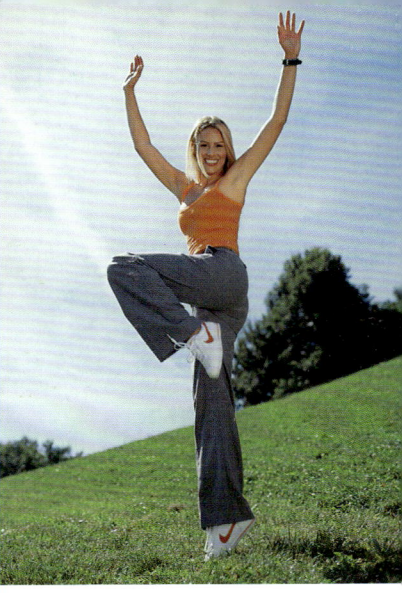

Körper, sich innerlich umzuprogrammieren, von der Aufnahme (von Nährstoffen) auf die Ausscheidung (von Schlacken und Giftstoffen). Damit verflüchtigen sich normalerweise auch anfängliche Hungergefühle. Denken Sie daran, dass der Körper mit allem versorgt ist, was er braucht. Öffnen Sie sich der Erfahrung des Fastens.

Am zweiten Fastentag – Gewinn aus Verzicht

Der Gewinn, den man durch den Verzicht auf die normale Verköstigung zu erzielen beginnt, wird nicht nur körperlich spürbar. Mit dem Nichtessen geraten erfahrungsgemäß auch andere Konsumwünsche ins Abseits. Im Moment will man nichts Neues erwerben, sondern Überflüssiges loswerden: Großreinemachen in jeder Hinsicht. Wenn sich Gefühle wie Trauer oder Wut einstellen, sollten sie nicht unterdrückt werden. Es ist besser, sie zu akzeptieren, sich damit zu beschäftigen, sie aufzuarbeiten. Ein vorübergehendes Stimmungstief kann aber auch ausschließlich physiologische Ursachen haben und ist nicht zwingend seelisch bedingt. Die breit angelegte Entgiftung im Organismus schlägt sich möglicherweise auch in »giftigen und galligen Gedanken« nieder. Das gibt sich aber relativ rasch wieder.

Am dritten Fastentag – Energie und Lebensfreude

Die Ausschüttung von Glückshormonen, die durch Fasten und Bewegung in Gang gekommen ist, beflügelt geradezu. Sie haben Energie, blendende Laune, könnten Bäume ausreißen. Aber übertreiben Sie nichts, Sie sind nicht ganz so leistungsstark, wie

Nicht nur den Verzehr Ihrer Fastenspeise sollten Sie zum Ritual machen, sondern auch die Zeit, die Sie für sich selbst haben, bewusst genießen.

81

Sie denken, Sie fühlen sich nur so. Und Sie erleben die Natur neu. Sie beobachten genauer, riechen, spüren feiner, fühlen sich lebendiger denn je. Sie betrachten sich von außen, mit Distanz, erleben sich mitsamt Ihrer Vorzüge und Fehler. Sie können sich annehmen und beschließen, einiges zu verändern. Das ist durchaus vereinbar.

Sie können locker an Lebensmittelgeschäften vorbeigehen, ohne dass sich Bedürfnisse regen. Sie könnten sogar für die Familie kochen oder jemanden zum Italiener begleiten. Ein schönes Gefühl, alles ansehen zu können, ohne es haben zu müssen.

Nachmittags besuchen Sie den grünen Markt und kaufen für die Aufbautage ein. Sie freuen sich und sind zufrieden, dass Sie Ihr Vorhaben verwirklicht haben, und Sie spüren die Vorfreude auf den nächsten Tag.

So begegnet man Irritationen beim Fasten

Fasten ist überhaupt nicht schwer, und wenn man die Entscheidung für das Fasten einmal gefällt hat, macht es richtig Spaß. Es ist ein gutes Gefühl, für eine Woche einmal Körper und Seele zu pflegen, etwas für sich ganz persönlich zu tun. Und es stützt natürlich das Ego, wenn man sich ein Ziel setzt und dieses Ziel dann auch erreicht.

Trotzdem ist natürlich auch das Fasten nicht völlig frei von eventuell auftretenden Problemen. Doch wenn man sich über die schwierigen Punkte von vornherein im Klaren ist, sind etwaige Misshelligkeiten beim Fasten schnell wieder vergessen. Richtige Fastenkrisen, wie in der Literatur oft ausführlich beschrieben, sind bei der hier vorgestellten Kurzkur nicht zu erwarten. Sie stellen sich erst bei längeren Fastenperioden von zwei und mehr Wochen ein.

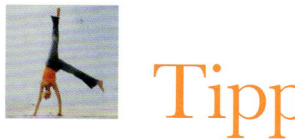

Tipp

Ihr Gesicht ist während des Fastens gesammmelt, schmaler, auch etwas älter als sonst (keine Sorge, das gibt sich nach ein, zwei Tagen wieder). Die Augen wirken größer und haben einen seltsamen Glanz. Lassen Sie sich nicht beirren, wenn Sie gesagt bekommen, wie schlecht Sie aussehen – Sie wissen es besser!

Man braucht weniger Schlaf

Es kann vorkommen, dass man nicht zuletzt auch durch das viele Ruhen in der Fastenwoche abends nicht so müde ist wie sonst, nachts aufwacht und nicht gleich wieder einschlafen kann. In der Bibel steht dazu folgender Rat: »So ihr fastet, werdet ihr wachen. Murret nicht. Nützet die Zeit.« Eine sinnvolle Betätigung ist es, zu lesen, das Fastentagebuch weiterzuführen, Musik zu hören oder sich mit Hilfe des autogenen Trainings zu entspannen und sanft wieder in den Schlaf zu gleiten.

Man friert leichter

Da die Wärmebildung im Körper während der Fastentage etwas geringer ist, kann es sein, dass man leichter friert. Der Körper geizt mit Energie und schaltet die Innenheizung auf Sparflamme. Das »Frösteln der Faster« ist eine altbekannte Tatsache, und mit einer Tasse heißem Tee, Bewegung und natürlich wärmender Kleidung kann man hier gut Abhilfe schaffen. Abends wärmt man das Bett mit einer Wärmflasche vor und geht schon mal mit Socken zu Bett.

Auch ein Fußbad mit ansteigender Temperatur vor dem Schlafengehen wärmt innerlich auf, anschließend in die Fußsohlen eine Lymphsalbe einmassieren.

Der Atem ist weniger frisch

In der Fastenzeit ist der Atem manchmal nicht so frisch wie sonst, da sich die Entgiftung auch über die Schleimhäute im Mund vollzieht. Wenn man in diesen Tagen die Mundhygiene verstärkt, ist schon einiges gewonnen. Heilerde oder grüne Tonerde, jeweils eine Stunde vor der Mahlzeit eingenommen, vertreibt den unangenehmen Geschmack im Mund und bindet Gerüche, die aus dem Magen aufsteigen.

Auch über die Zunge werden beim Fasten Stoffwechselabfallprodukte aus dem Körper abtransportiert. Man erkennt das an einem weißlichen Belag, der sich durch kräftiges Bürsten vermindern lässt.

Labiler Kreislauf

Leichte Kreislaufschwächen können in diesen Tagen durch geringen Unterzucker oder zu niedrigen Blutdruck entstehen. Rasche Abhilfe schafft meist eine Tasse schwarzer oder grüner

Fastenunterstützende Tees

■ In Apotheken und Reformhäusern sind hochwertige Tees mit Arzneimittelzulassung erhältlich (z. B. von Salus). Einige dieser Arzneitees unterstützen wirkungsvoll das Fasten. Dazu zählen der Blutreinigungstee, der Hautreinigungstee, der Magen-Darm-Tee sowie der Wassertreibende Tee. Diese Kräuteraufgüsse sollen wie Medikamente wohldosiert eingenommen werden, drei Tassen am Tag sind das Maximum.

■ Mit dem Sieben-Kräuter-Fastentee schlägt man alle Fliegen mit einer Klappe. Die Komposition von Heilkräutern wie Pfefferminze, Goldrutenkraut, Lemongras, Birkenblättern u. a. wirkt ausleitend und stoffwechselanregend. Dieser Tee ist als professioneller Begleiter für jede Fastenkur zu empfehlen.

■ Der südafrikanische Rooibos- oder Rotbuschtee lässt sich den ganzen Tag über genießen, denn er zählt nicht zu den Arzneitees, regt aber auch nicht an wie schwarzer oder grüner Tee. Roter Tee zeichnet sich dennoch durch eine sanfte Heilwirkung aus, er gleicht Reizzustände des Magens und des Darms sowie allergische Reaktionen aus.

Tee	Wirkung
Grüner Hafertee	Harnsäure senkend
Rosmarin	Allgemein anregend
Melisse, Baldrian, Orangenblüten	Beruhigend/schlaffördernd
Zinnkraut (= Schachtelhalm)	Harntreibend
Birkenblätter, Brennnessel	Entschlackend
Löwenzahn, Fenchel, Kümmel	Entblähend
Wermut, Enzianwurzel	Kreislauf- und Verdauungsanregend
Thymian	Entkrampfend
Spitzwegerich, Fenchel	Schleimlösend
Kamille, Pfefferminze, Melisse	Beruhigend für Magen und Darm
Holunder	Schweißtreibend
Lindenblüte	Abwehrkäfte steigernd
Eichenrinde	Darmkräftigend, entzündungshemmend
Malve	Schleimlösend, entzündungshemmend
Ginseng	Abwehrkräfte steigernd, stärkend, ausgleichend
Hagebutte	Abwehrkräfte steigernd
Brombeere, Heidelbeere	Entzündungshemmend

Tee, mit etwas Honig gesüßt, ebenso ein Glas Milch mit Honig oder eine Tasse Buttermilch. Auch frische Luft und kalte Gesichtsgüsse verscheuchen Kreislaufbeschwerden.

☐ Wenn man sich etwas »wackelig« auf den Beinen fühlt oder Geräusche als sehr laut empfindet, sollte man sich nicht zu viel zumuten. Allerdings nützt es auch nichts, einfach liegen zu bleiben, Aktivität hilft besser über Schwächen hinweg. Zuvor eine Tasse heißen Tee mit einem Teelöffel Honig trinken.

☐ Auch leichten Verstimmungen begegnet man am besten mit Bewegung. Ein zügiger Spaziergang an der frischen Luft verscheucht trübe Gedanken.

☐ Kopf- und Gliederschmerzen verschwinden meist sehr schnell, wenn man einen Einlauf (siehe Seite 57) macht. Bei starken Kopfschmerzen raten erfahrene Fastenärzte aber durchaus auch zu leichten Schmerztabletten.

☐ Gegen Muskelschwäche, Kribbeln und Krämpfe in den Beinen helfen Magnesiumbrausetabletten.

☐ Sehstörungen sind eine Folge des gesunkenen Augeninnendrucks und nur vorübergehend.

5., 6., 7. Tag – die Aufbautage

Die Aufbautage nach der Fastenzeit sind mindestens genauso wichtig wie das Fasten selbst. Der Organismus schaltet jetzt wieder zurück – von der inneren Versorgung auf die Nahrungsaufnahme von außen. Dies dauert allerdings in der Regel etwas länger als die Umstellung vom Essen zum Fasten. Schon Altmeister Otto Buchinger forderte aus diesem Grund: »Die Wiedereinstellung des Organismus auf eine gesunde Ernährungsform muss liebevoll und in kluger, ansteigender und mäßiger Weise geschehen.« Vor allem die Darmtätigkeit muss so weit angekurbelt werden, dass sie auch ohne Bittersalz oder Einläufe wieder funktioniert.

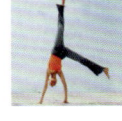

Tipp

Die Entschlackung des Organismus vollzieht sich auch über die Haut. Daher ist an Fastentagen der Körpergeruch intensiver. Nehmen Sie sich deshalb während Ihrer Fastenkur für die Körperpflege mehr Zeit als sonst.

Die erste feste Speise nach den Trinktagen ist ein Apfel, der nach Möglichkeit aus biologischem Anbau stammen sollte. Er enthält neben wertvollen Vitaminen und Mineralstoffen vor allem Ballaststoffe, die die Darmperistaltik fördern.

Einkaufszettel für die Aufbautage

Das haben Sie vermutlich zu Hause

Kräuter- und Früchtetee, schwarzer Tee, Honig, Rosinen, Marmelade, Zwiebeln, Hefeflocken, Kartoffeln, ungeschälter Reis, Gemüsebrühe (gekörnt), Gewürze, Zitronen, Heilerde

Das müssen Sie noch besorgen

- Feigen oder Backpflaumen
- Leinsamen, Nüsse, Haferflocken
- Brottrunk, Heilpflanzensäfte
- Sanddornsaft (mit Honig)
- Dickmilch, Magerquark oder Joghurt, magerer Käse, Eier, Butter
- Gemischte Gemüse, Salat, frische Kräuter, Äpfel und anderes Frischobst
- Knäckebrot, Waerland- bzw. Grahambrot
- Magerer Schinken

An den Aufbautagen zu beachten

☐ Während der drei Aufbautage sollte nicht mehr als angegeben verzehrt werden, weniger darf es dagegen ruhig sein.

☐ Weiterhin bewusst und langsam essen und vor allem gründlich kauen. Während der gesamten Kur über hört man zu essen auf, sobald eine leichte Sättigung eintritt.

☐ Genussgifte und Süßigkeiten sollten noch gemieden werden.

☐ So viel wie möglich trinken: Mineralwasser, ungesüßte Kräutertees, verdünnte Säfte.

☐ Heilpflanzencocktail, Brottrunk und Heilerde (eventuell auch Basenpulver) bis zum Ende der Fastenwoche regelmäßig weiter einnehmen.

Die natürliche Verdauungstätigkeit anregen

Während der Aufbautage ist ein Miniprogramm zum Ankurbeln der Verdauung zu beachten. 1- bis 2-mal täglich 1 Teelöffel Leinsamen, der reich an Quell- und Ballaststoffen ist, mit etwas Dickmilch, Quark oder Joghurt und 1 Teelöffel Sanddornsaft verrühren. Sanddorn enthält viel Vitamin C. Zusätzlich morgens auf nüchternen Magen einige Feigen oder Backpflaumen verzehren, die über Nacht in Wasser eingeweicht waren, und das Einweichwasser trinken. Dies genügt, um die Verdauung auf natürliche Weise wieder in Gang zu bringen.

Was Sie am 1. Aufbautag essen dürfen

Frühstück
- ☐ Heilpflanzencocktail von Seite 41 oder Heilpflanzensaft
- ☐ 1/2 Glas Brottrunk, mit Wasser verdünnt
- ☐ 2 Tassen Kräutertee oder dünner schwarzer Tee

Vormittags
- ☐ 1 Apfel samt Schale und Kerngehäuse
- ☐ Etwa 1 Stunde vor dem Mittagessen 1 Teelöffel Heilerde in 1 Glas Wasser auflösen und trinken

Mittagessen
- ☐ Basensuppe mit frischen Kräutern (Rezept siehe Seite 47)

Nachmittags
- ☐ 1 Apfel samt Schale und Kerngehäuse, Früchtetee

Abendessen
- ☐ Heilpflanzencocktail von Seite 41 oder Heilpflanzensaft
- ☐ 1 Becher Joghurt mit 1 Teelöffel Leinsamen und 1 Teelöffel Sanddornsaft
- ☐ 2 Scheiben Knäckebrot, Kräutertee

Vor dem Zubettgehen
- ☐ 1 Tasse ungesüßter Schlaftee

Das dürfen Sie am 2. Aufbautag essen

Frühstück
- ☐ Heilpflanzencocktail von Seite 41 oder Heilpflanzensaft
- ☐ 1/2 Glas Brottrunk, mit Wasser verdünnt
- ☐ 1 Portion Birchermüsli (Rezept siehe Seite 88), schwarzer oder grüner Tee ohne Zucker

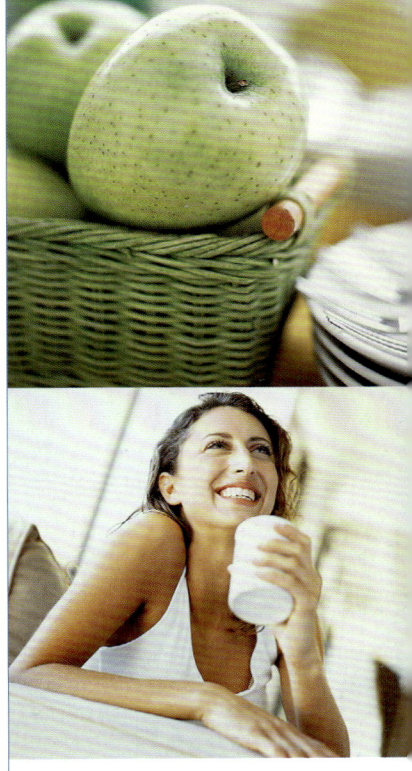

Essen Sie Äpfel einschließlich Schale und Kerngehäuse. Da stecken viele Biostoffe drin, über die sich Ihr Organismus freut!

Eine Gewichtszunahme von etwa ein bis zwei Pfund an den Aufbautagen ist normal und geht vorwiegend auf das Konto der Wiederbefüllung des Darms.

Vormittags

☐ 1 Apfel, ungesüßter Kräutertee

☐ Etwa 1 Stunde vor dem Mittagessen 1 Teelöffel Heilerde in 1 Glas Wasser auflösen und trinken

Denken Sie daran, auch während der Aufbautage möglichst viel zu trinken. Auch jetzt ist der Körper noch damit beschäftigt, Giftstoffe aus dem Organismus auszuführen.

Mittagessen

☐ Kleiner gemischter Salat, Möhrengemüse mit frischer Petersilie, Kartoffelbrei oder Pellkartoffeln

Nachmittags

☐ Knäckebrot mit Honig, Kräutertee

Abendessen

☐ 1 mittelgroßes Glas Dickmilch mit 1 bis 2 Teelöffeln Leinsamen verrühren

☐ 1 Stück Frischobst (z. B. Banane), 1 Graham- oder Knäckebrot mit Butter und Quark oder 1 Teller Basensuppe (Rezept siehe Seite 47), Kräutertee

☐ Heilpflanzencocktail von Seite 41 oder Heilpflanzensaft ihrer Wahl

Vor dem Zubettgehen

☐ 1 Tasse ungesüßten Schlaftee (Baldrian, Melisse oder Johanniskraut)

Rezept Bircher Müsli

1 kleiner Apfel, 1 Becher Magermilchjogurt, 3 EL kernige Haferflocken, 1 TL gehackte Nüsse, 1 TL Honig oder Rosinen, etwas Zitronensaft

Den Apfel waschen, vierteln und das Kerngehäuse entfernen. Mitsamt der Schale in eine kleine Schüssel reiben. Den Joghurt (oder alternativ 1 Tasse fettarme Milch), die Haferflocken und die Nüsse dazugeben und alles miteinander gut vermischen. Zum Schluss den Honig oder die Rosinen unterrühren und mit einigen Spritzern frischem Zitronensaft abschmecken.

Das dürfen Sie am 3. Aufbautag essen

Essen Sie über den Tag verteilt etwa 10 Nüsse (Hasel-, Wal- oder Cashewnüsse)

Frühstück

☐ Heilpflanzencocktail von Seite 41 oder Heilpflanzensaft

☐ 1/2 Glas Brottrunk, verdünnt mit Wasser

☐ Graham- und Knäckebrot, Butter, Marmelade oder Honig, eventuell 1 Ei, 1 Tasse Buttermilch, schwarzer oder grüner Tee ohne Zucker

Vormittags

☐ 1 Apfel

☐ Etwa 1 Stunde vor dem Mittagessen 1 Teelöffel Heilerde in 1 Glas Wasser auflösen und trinken

Mittagessen

☐ Gemischter Salat, Rohkostplatte, ungeschälter Reis, Quarkspeise oder Yogurt

Nachmittags

☐ Butter, Knäckebrot, Kräutertee

Abendessen

☐ Eventuell 1 Glas Dickmilch mit Leinsamen

☐ Kleiner gemischter Salat, Graham- oder Leinsamenbrot bzw. Knäckebrot, wenig Butter, Magerkäse oder 1 Scheibe Schinken, Kräutertee

☐ Heilpflanzencocktail von Seite 41 oder 50 Milliliter Heilpflanzensaft Ihrer Wahl

Vor dem Zubettgehen

☐ 1 Tasse Schlaftee

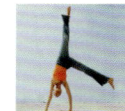

Info

Nach dem dritten Aufbautag können Sie sich wieder vollwertig ernähren. Hören Sie jedoch dabei genau auf die nunmehr veränderten Bedürfnisse Ihres Körpers. Er weiß am allerbesten, welche Nahrungsmittel er braucht und worauf er verzichten kann.

Auch in der Aufbauphase sollte auf Genussmittel wie Alkohol und Zigaretten nach wie vor verzichtet werden.

Die Nachfastenzeit

Fasten ist leicht. Fasten ist mit Sicherheit leichter als richtig und gesund zu essen, gerade bei dem heutigen Angebot an Nahrungs- und Genussmitteln. Maßhalten, also der richtige Umgang mit der Nahrung, gestaltet sich oft schwieriger als das Nichtessen. Aber jede Fastenkur ist eine Gelegenheit für einen Neuanfang, eine Chance, um mit schädlichen Ernährungsgewohnheiten zu brechen.

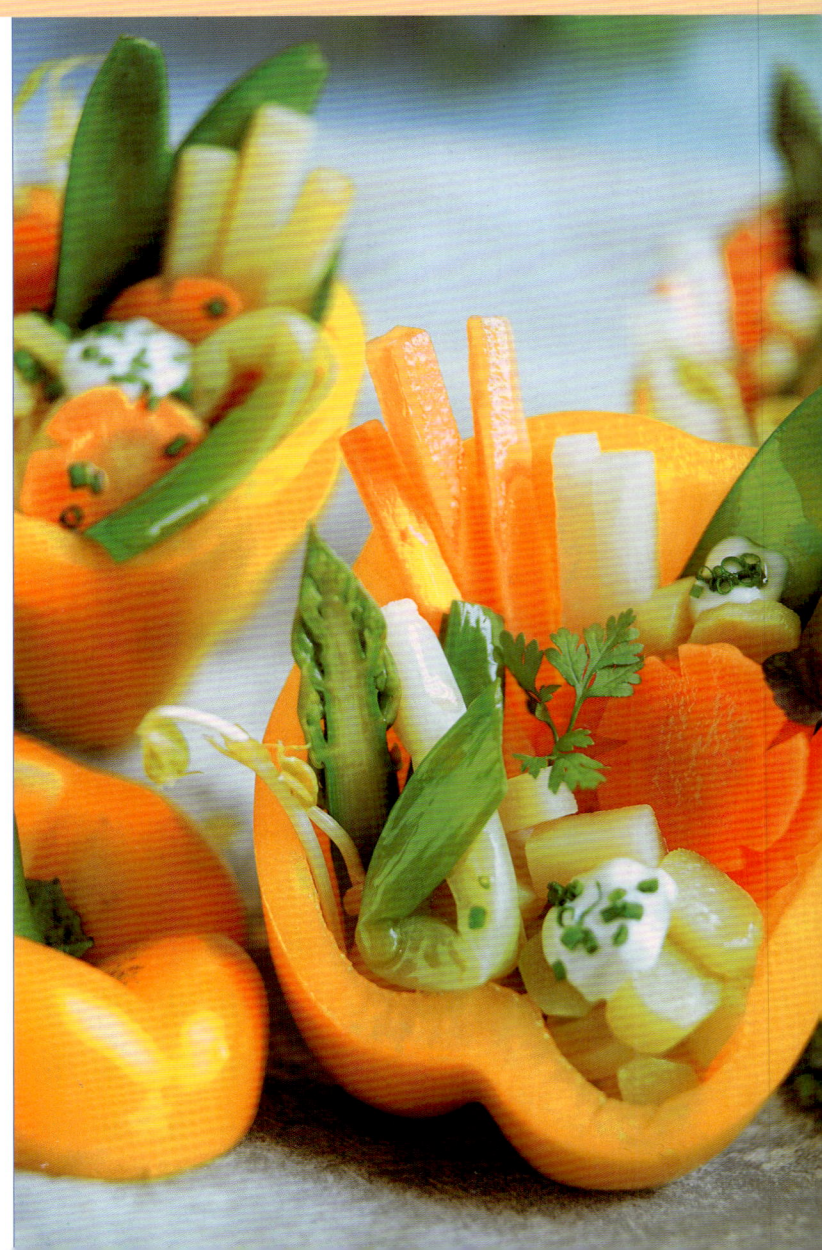

15 Grundsätze für eine gesunde Ernährung

1. Regelmäßig vollwertige Getreide und Getreideprodukte

Bei Getreidekörnern finden sich die wichtigen Ballaststoffe, Vitamine und Mineralstoffe vor allem in den Randschichten und im Keimling, daher sollte man anstelle der Weißmehlprodukte möglichst oft Getreideflocken (Müsli), Brot und Nudeln aus Vollkorn verzehren und ungeschälten Reis den polierten Sorten auf jeden Fall vorziehen.

Häufig lehnt man Speisen, die einem nicht bekommen, ganz intuitiv ab. Nach einer Fastenkur weiß der Organismus erst recht, was gut für ihn ist und was nicht. Wer also auf seinen inneren Speisemeister hört, ernährt sich automatisch ausgewogen und gesund.

2. Obst und Gemüse – »five a day«

Essen Sie wie im Urlaub, denn die Südeuropäer sind wahre Weltmeister im Obst- und Gemüseessen. Als Rohkost, ganz kurz gedünstet oder als frisch gepresster Saft – so schafft man leicht fünf Portionen am Tag. Nutzen Sie dabei die pralle Vielfalt des Paradiesgartens. Das versorgt mit allen bioaktiven Substanzen, die zur Gesunderhaltung nötig sind.

3. Zweimal in der Woche Fisch

Fisch ist kalorienarm, spendet hochwertiges Eiweiß und enthält wertvolle Omega-3-Fettsäuren. Kommt regelmäßig Fisch auf den Tisch, ist das die beste Vorsorgemaßnahme für Jodmangel und Fettstoffwechselstörungen. Die Omega-3-Fettsäuren regen im menschlichen Organismus die Zellatmung an und wirken entzündungshemmend. Fisch lässt sich vielfältig zubereiten, am schonendsten ist grillen, dünsten und kochen.

Wer den Fisch vor dem Verzehr mit etwas Zitronensaft beträufelt, macht nicht nur seinem Gaumen eine Freude, sondern hilft seinem Körper auch bei der optimalen Eiweißverwertung.

4. Täglich Milchprodukte

Durch den regelmäßigen Verzehr von Milch, Joghurt, Buttermilch, Kefir, Käse und Quark versorgt man seinen Körper mit einer ausreichenden Menge an Kalzium für Knochen und Zähne sowie Vitamin B2 (Riboflavin) für ein stabiles Nervenkostüm. Sie sollten jedoch darauf achten, möglichst ausschließlich die fettarmen Sorten zu kaufen.

5. Regelmäßig Kartoffeln und Hülsenfrüchte

Kartoffeln liefern hochwertiges pflanzliches Eiweiß, die Mineralstoffe Kalium, Magnesium und Eisen sowie die Vitamine C und B1. Sie beugen wirksam einer Übersäuerung des Organismus vor. Die geringsten Nährstoffeinbußen entstehen bei der Zubereitung als Pellkartoffeln. Hülsenfrüchte sind die eiweißreichsten pflanzlichen Lebensmittel (im Durchschnitt 25 Prozent), gute Ballaststoffquellen, reich an B-Vitaminen, Kalzium und Eisen.

Eine vitalstoffarme Ernährung hat unweigerlich Müdigkeit, Lustlosigkeit und Energiemangel zur Folge. Mit ausreichend frischem Obst und Gemüse, Vollkornprodukten sowie Milch und Honig bekommt der Körper alles, was er zum Füllen seiner Energiedepots braucht.

6. Fleisch in Maßen

Fleisch liefert dem Körper gut verwertbares Eiweiß, Eisen und B-Vitamine. Bei einem regelmäßigen und üppigen Fleischkonsum wirken sich versteckte Fette, Cholesterin und Purine im Fleisch sowie Schadstoffe in den Innereien negativ auf die Gesundheit aus. Gleiches gilt für die hohe Konzentration an Kochsalz in Wurstwaren. Es ist daher überaus ratsam, beim Einkaufen fettarme Fleisch- und Wurstwaren zu bevorzugen und sich darüber hinaus auf maximal zwei Fleischmahlzeiten pro Woche zu beschränken.

7. Wenig Fett

Günstig sind Pflanzenöle mit einfach (Olivenöl, Rapsöl) und mehrfach ungesättigten Fettsäuren (Distelöl, Weizenkeimöl, Leinöl), den lebensnotwendigen, sprich: essenziellen Fettsäuren. Bereits mit zwei Esslöffeln Sonnenblumenöl am Tag ist man ausreichend damit versorgt. Bei Fleisch, Wurst und Käse möglichst oft zu den fettarmen Sorten, wie beispielsweise Putenschinken o. Ä., greifen.

8. Mit Zucker sparsam umgehen

Schokolade, Kuchen und Kekse ganz bewusst in nur kleinen Mengen, und dann aber dafür mit Genuss naschen. Auch Colagetränke, Limonade oder Fruchtnektar nur ausnahmsweise trinken. Gänzlich auf die kleinen »Zuckerl« zu verzichten, könnte eine gegenteilige Wirkung haben, und der Organismus reagiert mit Heißhunger. Süße Gelüste lassen sich auch mit getrockneten Pflaumen, Aprikosen oder Feigen stillen. Trockenfrüchte sind zwar nicht kalorienarm, liefern dafür aber viele Ballaststoffe und Mineralien.

9. Salz sparsam verwenden

Zu viel Kochsalz (NaCl) speichert übermäßig Wasser im Körper und treibt den Blutdruck in die Höhe. Durch frische oder getrocknete Kräuter (Dill, Basilikum, Estragon, Liebstöckel) lässt sich viel Salz einsparen. Wer Meersalz oder Vollmeersalz verwendet, versorgt sich zwar mit lebenswichtigen Spurenelementen wie Jod, Fluor, Silizium u. a., doch auch diese Salzarten gehören zum Kochsalz. Deshalb sparsam damit umgehen.

10. Abwechslung im Speiseplan

Wenn man jeden Tag unterschiedliche Lebensmittel kombiniert, also eine gesunde Mischkost bevorzugt, erhält der Körper alles, was er braucht.

11. Reichlich trinken

Eineinhalb bis zwei Liter sollte man pro Tag wenigstens trinken. Wasser, Früchte- und Kräutertees, verdünnte Obst- und Gemüsesäfte sind ideale Durstlöscher. Wenn man älter wird, lässt das Bedürfnis nach Flüssigkeit oft nach. Hier hilft es, sich morgens schon die Trinkmenge bereitzustellen, damit man das Trinken nicht vergisst. Auch Suppen sowie wasserreiches Obst und Gemüse (Melonen, Gurken) spenden Flüssigkeit.

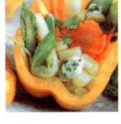

Tipp

Eine Fastenkur stellt einen erheblichen Einschnitt in Ihre Ernährungsgewohnheiten dar. Versuchen Sie nach der Kur, nicht wieder alle alten ungesunden Angewohnheiten anzunehmen, sondern Schritt für Schritt sich an neue, sinnvolle Ernährungsregeln zu gewöhnen. Sie werden sehen, wie gut dies Ihrer Gesundheit tut.

12. Schmackhaft und schonend zubereiten

Vitamine und für die Gesundheit überaus wichtige sekundäre Pflanzenstoffe sind ausgeprochen hitzeempfindlich. Daher ist es besser, Frischkost öfter auch mal roh zu verzehren oder zumindest nur kurz gegart, bei möglichst niedrigen Temperaturen und mit wenig Wasser oder Fett. Auch lange Lagerzeiten sind den Biostoffen in Obst und Gemüse abträglich. Legen Sie Wert auf Qualität, auf frische und vollwertige, d. h. wenig verarbeitete Lebensmittel.

13. Nehmen Sie sich Zeit zum Essen

Wer schnell isst, isst mehr, als er braucht, denn das Sättigungsgefühl entsteht erst nach 15 bis 20 Minuten. Wer seine Mahlzeit in angenehmer Atmospäre genießt, langsam und bewusst speist und jeden Bissen auskostet, hat beste Voraussetzungen, schlank und gesund zu bleiben.

14. Achten Sie auf Ihr Gewicht

Um Übergewicht zu vermeiden, muss die Kalorienaufnahme in einem möglichst ausgewogenen Verhältnis zum Verbrauch stehen. Eine regelmäßige Gewichtskontrolle ermöglicht es, auf Gewichtsveränderungen prompt zu reagieren. Um das Gewicht zu reduzieren, hat sich eine Fastenwoche als Umstimmungsreiz sehr gut bewährt. Bis zum Wunschgewicht muss dann über einen längeren Zeitraum zwar knapp, aber dennoch ausgewogen gegessen werden.

15. Bleiben Sie in Bewegung

Wer sich regelmäßig und möglichst ausdauernd bewegt, wird seine überflüssigen Pfunde leichter los und hat weniger Schwierigkeiten, sein Wunschgewicht zu halten. Auch lassen sich Ernährungssünden durch eine sportliche Betätigung eher wieder gutmachen.

Achten Sie beim Kauf von Obst und Gemüse auf Produkte, die aus biologischem Anbau stammen. Hier ist ein Schälen oft nicht notwendig, und die in der Schale enthaltenen wertvollen Biostoffe bleiben so erhalten.

Es muss ja nicht gleich Marathon sein – eine halbe Stunde flott spazieren gehen am Tag reicht vollkommen aus, um den Stoffwechsel auf Trab zu bringen.

Über die Autoren

Margot Hellmiß beschäftigt sich seit vielen Jahren mit Naturheilmethoden, alternativen Therapieverfahren, Naturkosmetik, gesunder Ernährung und Diät. Sie ist Autorin vieler erfolgreicher Ratgeber im Bereich Gesundheit.

Falk Scheithauer arbeitet als Autor und Journalist in den Bereichen Mensch, Natur und Gesundheit. Sein besonderes Interesse gilt den ganzheitllichen Heilverfahren und Körpertherapien.

Literatur

Buchinger, Otto: Das Heilfasten. Hippokrates-Verlag. Stuttgart 1970

Hellmiß, Margot: Saftfasten. Ludwig Verlag. 3. Auflage, München 2001

Hellmiß, Margot/Scheithauer, Falk: Heilfasten nach F. X. Mayr. Südwest Verlag. München 2001

Mayr, Franz Xaver: Fundamente zur Diagnostik der Verdauungskrankheiten. Turm-Verlag. Wien 1921

Mayr, Franz Xaver: Schönheit und Verdauung. Verlag Neues Leben. Bad Goisern, Oberösterreich 1968

Oberbeil, Klaus/Lentz, Christiane: Obst & Gemüse als Medizin. Südwest Verlag. 9. Auflage, München 2002

Treutwein, Norbert: Übersäuerung. Südwest Verlag. 8. Auflage, München 2001

Hinweis

Das vorliegende Buch ist sorgfältig erarbeitet worden. Dennoch erfolgen alle Angaben ohne Gewähr. Weder die Autoren noch der Verlag können für eventuelle Nachteile oder Schäden, die aus den im Buch gemachten praktischen Hinweisen resultieren, eine Haftung übernehmen.

Bildnachweis

Ifa-Bilderteam, Taufkirchen: 55, 87 o. (I.P.S.); Jump, Hamburg: 60 (Annette Falck); Mauritius, Mittenwald: 8 o. (Fotofile), 32 o., 52 (Stock Image); Photonica, Hamburg: 64 (Neo Vision); Report Bilderdienst, München: 22 (Cox), 29 (R. Zini), 81 re. (Steffens); Stockmarket, Düsseldorf: 8 u. (Lou Chardonnay), 42 li., 48 u. (Tardif), 81 li. (Rob & SAS); Südwest Verlag, München: 4, 68 (Ingolf Hatz), 19 li., 42 re. (Barbara Bonisolli), 42 Mi., 48 o. (Michael Holz), 90 (Antje Plewinski); The Image Bank, München: Rita Maas); Zefa, Düsseldorf: U1 li., 87 u. (Pinto) und re. (Chr. Schmidt), 14 (Sharpshooters), 19 re. (Picture Box) und Mi. (Rosenfeld), 32 u., 81 Mi. (Benelux), 34, 70 (A. Green), 76 (Emely)

Impressum

Der Südwest Verlag ist ein Unternehmen der Econ Ullstein List Verlag GmbH & Co. KG, München.

© 2002 Econ Ullstein List Verlag GmbH & Co. KG, München

Alle Rechte vorbehalten. Nachdruck – auch auszugsweise – nur mit Genehmigung des Verlags.

Projektleitung und Redaktion: Kathrin Henze

Redaktionsleitung und medizinische Fachberatung: Dr. med. Christiane Lentz

Bildredaktion: Sabine Kestler

Produktion: Manfred Metzger (Leitung), Annette Aatz, Monika Köhler

Umschlagkonzept: Lohmüller Werbeagentur, Berlin

Umschlag: Reinhard Soll Layout: Lohmüller Werbeagentur, Berlin

Satz: Kathrin Henze, Mihriye Yücel

Druck: Peschke-Druck, München

Bindung: R. Oldenbourg, München

Printed in Germany Gedruckt auf chlor- und säurearmem Papier

ISBN 3-517-06586-2

Register